CONTRIBUTION A L'ÉTUDE

DU

CANCER THYROÏDIEN

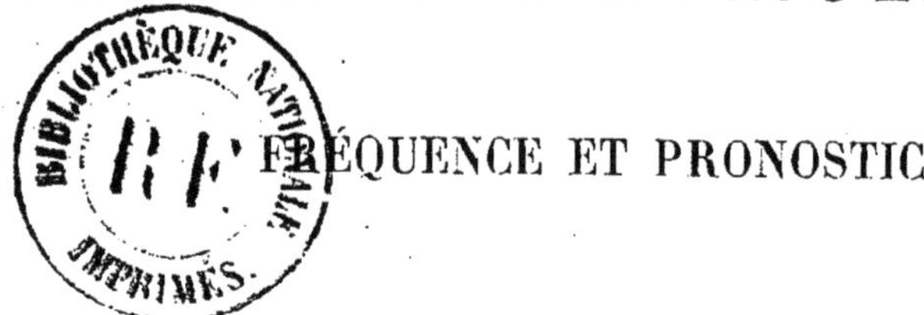

FRÉQUENCE ET PRONOSTIC

PAR

Le Dr Paul BAGARY

LYON
A. REY & Cie, IMPRIMEURS-ÉDITEURS DE L'UNIVERSITÉ
4, RUE GENTIL, 4

1903

CONTRIBUTION A L'ÉTUDE

DU

CANCER THYROÏDIEN

FRÉQUENCE ET PRONOSTIC

CONTRIBUTION A L'ÉTUDE

DU

CANCER THYROÏDIEN

FRÉQUENCE ET PRONOSTIC

PAR

Le Dr Paul BAGARY

LYON
A. REY & Cie, IMPRIMEURS-ÉDITEURS DE L'UNIVERSITÉ
4, RUE GENTIL, 4

1903

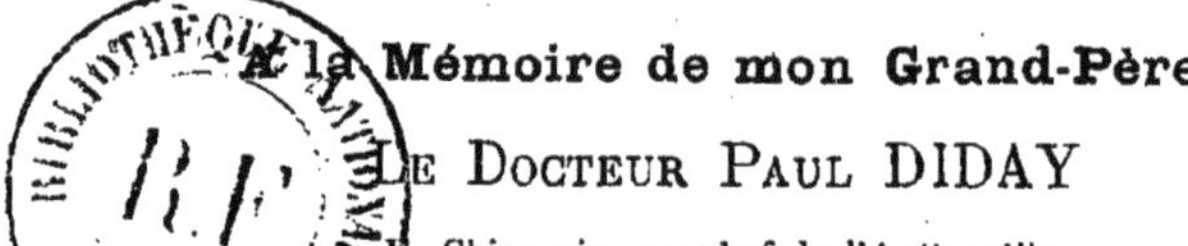

A la Mémoire de mon Grand-Père

Le Docteur Paul DIDAY

Ex-Chirurgien en chef de l'Antiquaille,
Correspondant de l'Académie de Médecine,
Président d'honneur de la Société de Dermatologie et de Syphiligraphie de France,
Chevalier de la Légion d'honneur, etc., etc.

A LA MÉMOIRE DE MON PÈRE

A MA MÈRE ET A MON FRÈRE

AVANT-PROPOS

Au début de cet ouvrage, terme de nos études médicales, nous sommes heureux de pouvoir remercier ceux qui nous prodiguèrent leurs conseils et de leur témoigner notre profonde reconnaissance.

Nous avons commencé nos études sous la direction de MM. P. Courmont, professeur agrégé, médecin des Hôpitaux, et Tixier, professeur agrégé, chirurgien des Hôpitaux, qui, après nous avoir donné les premiers et les meilleurs préceptes, nous ont continué, pendant le reste de nos études, les preuves de leur bienveillance à notre égard ; nous les en remercions vivement. Nous sommes heureux de remercier ici M. le Dr Orcel, qui encouragea le jeune étudiant et dans la thèse duquel nous avons puisé de nombreux renseignements sur le cancer thyroïdien.

M. le Dr Artaud nous a toujours montré une bienveillance amicale, dont l'expression nous était d'autant plus sensible que nous y sentions le souvenir d'une mémoire qui nous est chère.

Nous remercions vivement M. le Dr Bret, médecin des Hôpitaux, dont l'enseignement, les conseils et l'appui nous furent si précieux.

M. le Dr Delore, chef de clinique chirurgicale, après nous avoir donné l'idée de ce travail et fourni les observations que nous relatons, ne nous a épargné ni ses conseils ni son temps ; nous le prions de croire à notre profonde gratitude.

M. le professeur Poncet fut toujours pour nous un maître respecté et aimé ; car la dette de reconnaissance de notre famille s'est accrue encore de tous les témoignages de bienveillance qu'il eut à notre égard. Nous le remercions sincèrement de l'honneur qu'il nous fait en acceptant de présider notre thèse.

CONTRIBUTION A L'ÉTUDE

DU

CANCER THYROÏDIEN

FRÉQUENCE ET PRONOSTIC

HISTORIQUE

Le goitre, tumeur cervicale, est connu depuis fort longtemps et il en est question chez les plus anciens auteurs. Mais à l'origine, il existe une grande confusion au sujet de sa nature et nous voyons encore au moyen âge, en Allemagne surtout, décrire sous le nom de *strumes* toutes les tumeurs de la région antéro-latérale du cou, quelle que soit leur origine : corps thyroïde, ganglions ou autre cause.

Au XVIIIe siècle seulement, avec Kortum et Fodéré, on commence à séparer les tumeurs thyroïdiennes de ce groupe complexe et à leur réserver le nom de goitre. Au XIXe siècle, Walther (1817), Hédénius, Beck, Rust, Heidenrich en donnent de bonnes descriptions cliniques. Puis, avec Ecker (1847), Frericks et Rokitansky commencent les recherches anatomo-pathologiques sur la nature de ces affections.

La nature cancéreuse de quelques-unes de ces tumeurs est bien reconnue, mais les auteurs semblent ne pouvoir admettre que le processus néoplasique débute dans le corps thyroïde et ils regardent ces formations comme des noyaux secondaires de généralisation. Scarpa, sur ce point, est formel et nie l'existence du cancer primitif. Duplay et Virchow l'admettent, mais à titre d'exception ; pour eux, le cancer thyroïdien est généralement secondaire. Houël, dans sa thèse d'agrégation (1860), non seulement admet le cancer primitif, mais le croit plus fréquent que le cancer secondaire et le décrit comme une tumeur propre au corps thyroïde dans lequel il reste longtemps encapsulé à la première période, avant de se généraliser.

Le cancer thyroïdien reconnu et ayant acquis droit de cité, les discussions portèrent alors sur ses formes et le nombre de celles-ci varia avec les auteurs. Lücke admit trois variétés de cancer : le squirre, l'encéphaloïde et l'épithélioma ; Coulon, quatre : le squirre, l'encéphaloïde, l'épithélioma et le sarcome ; Houël deux seulement : le squirre et l'encéphaloïde. Cornil et Ranvier admirent surtout l'épithélioma.

C'est aussi l'opinion d'Orcel, qui s'inspire des idées sur la spécificité cellulaire de M. le professeur Bard et de sa loi ainsi formulée : « Le tissu le plus actif d'un organe est aussi le plus fréquemment atteint. » En effet, après avoir examiné les diverses formes énumérées par les autres auteurs, Orcel conclut : « Pour nous, il n'y a pas d'épithéliomas, de carcinomes, de sarcomes du corps thyroïde ; il n'y a que des tumeurs du corps thyroïde. »

Coulon, de Paris, en 1883, dans sa thèse sur le cancer du corps thyroïde, concluait à la rareté de cette affection. Cette opinion ne nous semble guère soutenable de nos jours et tient sans doute à la situation de Paris où Coulon puisait ses observations. Paris n'est pas comme Lyon au centre d'une région riche en goitres. En effet, le cancer du thyroïde se développe surtout sur les anciens goitres au point que M. Poncet a pu dire que tout goitreux est un candidat au cancer thyroïdien. Or, si l'on songe que Baillarger donne comme chiffre moyen des goitreux en France 450.000 à 500.000, chiffre que Carrel-Billard considère comme un minimum, on s'étonnera plutôt de ne pas entendre dire que le cancer thyroïdien est fréquent.

Du reste, maintenant que, grâce aux travaux des maîtres lyonnais, MM. les professeurs Poncet, Jaboulay, Bard ; grâce aux recherches de leurs élèves, MM. Rollet, Orcel, Rivière, Bertrand, Gruié, Carrel-Billard, cette affection est mieux connue, on voit croître le nombre des observations se rapportant à ce sujet. Orcel recueille 15 cas pour une période de trois années (1886-89) dans les divers services des Hôpitaux de Lyon. Carrel-Billard, dans la même région, réunit 83 cas. Gruié, dans sa thèse sur la forme médicale du cancer thyroïdien, réunit 22 cas de cette forme particulière. Maisonneuve, décrivant le cancer thyroïdien ligneux, en réunit 18 de cette forme rare, si nous nous en rapportons aux discussions qui eurent lieu à ce sujet à la Société de chirurgie de Paris, en juillet 1901. Plusieurs membres de cette Société refusèrent à cette affection le titre de cancer, s'appuyant sur l'examen au microscope de coupes faites dans des tumeurs qui, cliniquement, étaient bien des tumeurs malignes.

A ce propos, qu'on nous permette de rapporter l'opinion de M. C. Lyot, dans son article sur les tumeurs du corps thyroïde. (*in* Traité de chirurgie Le Dentu et Delbet) : « L'histologie seule, dit-il, ne peut pas nous fournir un critérium suffisant entre les goitres bénins et les goitres malins, l'aspect des coupes étant parfois identique. »

Cette opinion est du reste celle de M. le professeur Poncet, qui proclama à la Société de chirurgie qu'il s'en rapportait plus aux caractères cliniques d'une tumeur qu'au résultat de son examen microscopique pour juger de sa malignité. Il s'autorisait, pour cela, de sa grande expérience de ces cas ; car, disait-il, « depuis une quinzaine d'années que mon attention est appelée sur la dégénérescence des goitres, j'ai bien dû observer au moins 150 cancers thyroïdiens ».

On le voit, le cancer thyroïdien est fréquent dans la région lyonnaise ; aussi avons-nous pu réunir en trois ans, dans le seul service de la clinique chirurgicale de M. le professeur Poncet, à l'Hôtel-Dieu de Lyon, 12 cas typiques de ce néoplasme, opérés par M. Delore, assistant.

Nous aurions pu grouper à Lyon un plus grand nombre d'observations, mais il nous a semblé intéressant de montrer, maintenant que le cancer thyroïdien est plus connu, qu'on pouvait, dans un seul service et dans un laps de temps assez court, réunir d'assez nombreuses observations pour étudier à peu près toutes les variétés de forme, de marche, de malignité de cette tumeur. De plus, il nous a semblé que nous montrerions mieux ainsi la fréquence de cette affection.

ÉTIOLOGIE

Si nous recherchons quelles sont les causes prédisposantes du cancer thyroïdien, nous en trouvons de deux sortes : ce sont d'abord les causes habituelles des affections cancéreuses — de celles-ci nous ne dirons rien — et, d'autre part, les causes propres à l'affection qui nous occupe.

Tout d'abord, le sexe influe-t-il sur son développement ? Ceci fut longtemps une opinion indiscutée. Les femmes sont plus souvent atteintes que les hommes, disent Lebert et Coulon. Orcel trouve 6 hommes atteints pour 14 femmes. Gruié donne 5 hommes seulement sur 20 cas pris dans un service contenant deux fois plus d'hommes que de femmes, ce qui, mathématiquement, nous donne une proportion de 12,5 % de fréquence pour les hommes.

Cependant, quelques auteurs, Van Straaten, Hermann Schmidt trouvent une proportionnalité contraire et Daniell, en 1902, à l'*Harveian Society of London*, déclare que le cancer thyroïdien affecte également les deux sexes.

Il nous semble cependant que cette affection est plus fréquente chez la femme que chez l'homme. Sur nos douze observations, nous n'avons que deux hommes, soit une proportion de 16,66 %.

Du reste, il est une autre cause invoquée, avec raison, pour le développement du cancer thyroïdien, qui justifie cette manière de voir : c'est la relation qui semble exister entre le développement du corps thyroïde et l'appareil génital de la femme. En effet, depuis l'opinion ancienne des matrones romaines qui mesuraient le cou des jeunes femmes pour juger de leur virginité, on a toujours constaté ou admis l'influence de la puberté, des grossesses, de la ménopause sur le développement du corps thyroïde que Meckel appelait la matrice du cou. La plupart des malades accusent soit la dernière gestation, soit l'époque de la ménopause comme origine de leur tumeur (obs. VI et X).

Souvent, les malades donnent aussi comme origine de leur tumeur une maladie infectieuse, telle que la grippe, une angine, et M. Poncet a depuis longtemps remarqué les rapports existant entre les inflammations des amygdales et du pharynx et certains cancers thyroïdiens. Mais ici on ne saurait affirmer si les lésions pharyngiennes sont causes ou effets des lésions cancéreuses à leur début.

L'affection est surtout fréquente de quarante à soixante-dix ans et, si l'on cite des cas de cancers développés chez des sujets plus jeunes, parfois même au-dessous de vingt ans, ce sont des raretés.

Mais il est une cause qu'on trouve dans la majorité des cas, c'est le goitre. Là où le goitre est endémique, là aussi se développe le cancer thyroïdien. Carrel-Billard, dans son excellent ouvrage *le Goitre cancéreux*, note 51 fois le goitre à l'origine de l'affection dans 63 observations complètes, ce qui nous donne une proportion de 83,33 % de cancers thyroïdiens développés sur un vieux goitre. Cela semble surtout vrai pour la forme chirurgicale, car si l'on examine les cas de la thèse de Gruié sur la forme médicale, on s'aperçoit que le goitre ancien est plus rare. Dans nos observations, nous notons la présence d'un vieux goitre 9 fois sur 12, soit une proportion de 75 %. Tous les auteurs ont du reste considéré cette cause comme fréquente ; Orcel cite cette cause dans la proportion de 75 % et Bertrand 66 %. Ces proportions sont peut-être encore faibles si l'on songe que souvent les malades n'ont pas remarqué un léger goitre ancien et de bonne foi disent n'avoir jamais rien eu au cou. Du reste, dans les pays où le goitre est endémique, ces petites tumeurs passent inaperçues ; c'est un charme de plus, si nous en croyons Rivière qui dit que « les Savoyards sont fort ambitieux en matière de goitres ».

Il est en somme incontestable que le cancer thyroïdien se trouve surtout et fréquemment dans les pays à goitres. Dresser une carte des régions suivant leur richesse en goitres, comme celle de L. Mayet, c'est dresser en même temps la carte du cancer thyroïdien. Aussi cette affection n'est-elle pas une rareté dans la région lyonnaise.

ANATOMIE PATHOLOGIQUE

Donner la description anatomo-pathologique du cancer thyroïdien n'est pas chose facile. On trouve à l'extirpation de la tumeur ou à l'autopsie, des formes souvent très différentes variant avec son âge, avec l'état préalable du corps thyroïde, soit qu'il soit sain, soit qu'il soit goitreux.

Quoi qu'il en soit, nous pouvons considérer deux formes qui, non seulement se distinguent à l'examen de la tumeur, mais encore peuvent être diagnostiquées cliniquement, comme nous le verrons : une forme encapsulée qui est, pourrait-on dire, la première période de la tumeur, période que subissent peut-être tous les cancers thyroïdiens, ainsi que le dit Carrel-Billard, et une forme diffuse qu'on peut considérer comme la seconde et dernière évolution.

On peut envisager un troisième stade dans l'histoire de l'affection, c'est l'époque de la généralisation. Mais celle-ci, qui semblerait devoir succéder à la période extra-capsulaire, se trouve souvent mêlée à la première et, du reste, n'est pas une forme de la tumeur, mais une conséquence de son existence.

Le cancer thyroïdien au début, c'est-à-dire lorsqu'il est encore encapsulé, se présente sous la forme d'une tumeur de consistance dure, soit uniformément, soit par places, soit par noyaux séparés par des ponts de substance plus molle. La dureté des noyaux de la tumeur en général est remarquable et souvent suffi à faire le diagnostic.

Cette tumeur, dont la grosseur varie du volume d'une mandarine à celui d'une tête de fœtus, est couverte d'une capsule blanc rosé, lisse dans sa plus grande partie, mais présentant parfois des points rugueux, reliquat d'adhérences contractées avec les organes voisins, sans que pour cela son intégrité soit forcément lésée.

A cette période, la tumeur a peu d'action sur les organes voisins, ou tout au moins elle agit simplement comme un goitre dont elle a l'apparence. Du reste, le plus souvent, nous l'avons vu, elle succède à un goitre et les déviations et déformations des organes voisins sont dues bien plus à ce goitre qu'au néoplasme dont le développement rapide ne saurait être cause des déviations constatées. Nous trouvons un exemple de ces tumeurs dans notre observation III, où le cancer est encapsulé dans une coque fibreuse d'un demi-centimètre d'épaisseur qui, lisse sur toute sa surface, adhère pourtant à la trachée un peu aplatie, mais point déviée. Dans l'observation IV, la tumeur a une coque fibreuse de un centimètre et demi d'épaisseur adhérant peu aux tissus voisins.

Nous avons dit que le plus souvent le néoplasme prenait naissance sur un vieux goitre et cette condition n'est pas sans influer sur son développement. En effet, le corps thyroïde est enveloppé d'une capsule celluleuse, peu importante, puis d'une capsule propre plus importante, où se ramifient les vaisseaux sanguins de ce corps très vasculaire. Or, cette capsule, suivant M. Bérard, est sensiblement modifiée par le goitre. S'il se développe de façon excentrique, les vaisseaux sont refoulés du côté sain et on ne trouve qu'un tissu fibreux recouvrant la tumeur. Si l'affection débute au centre de l'organe, le tissu sain refoulé et comprimé contre la capsule vient en somme l'épaissir ; si bien que, dans les deux cas, la tumeur se trouve enfermée dans une capsule la limitant parfaitement et s'opposant à la propagation. Fait-on une coupe d'un cancer développé sur un vieux goitre à l'intérieur de sa capsule fibreuse ? deux cas se présentent. Si on a affaire à une hypertrophie simple du tissu thyroïdien, on trouve des noyaux durs, blancs grisâtres parsemés dans la tumeur, ou l'affection ne s'étant pas localisée, un tissu uniformément dur criant sous le scalpel. Si le cancer a pris naissance sur un goitre kystique, à l'ouverture de la poche il s'écoule une sérosité roussâtre qui a pu faire croire qu'on se trouvait en présence d'un simple kyste, mais sur les parois on trouve des végétations grisâtres ou rougeâtres, du reste peu caractéristiques au début.

Dans notre observation II, on voit que la couleur blanche et la consistance de la tumeur tranchent sur la teinte rougeâtre et la mollesse du tissu sain. Dans notre observation IV, à la coupe de la tumeur, on trouve des noyaux indurés, l'un d'eux même a l'apparence calcifiée.

A la deuxième période, le cancer thyroïdien a un tout autre aspect. On se trouve en présence d'une masse souvent considérable, irrégulière de forme, présentant des prolongements qui s'insinuent, qui coulent comme de la lave, suivant l'expression de M. le professeur Poncet, entre les organes voisins qu'ils enserrent et dont ils épousent la forme. Cette tumeur s'étend à la partie antérieure du cou et présente une dureté remarquable qui empêche souvent les mouvements de la tête et s'oppose à la palpation des organes sous-jacents. Il est fréquemment difficile et même impossible d'enlever cette tumeur qui adhère à tous les organes du cou : trachée, œsophage, vaisseaux, nerfs. Si on pratique une coupe dans une de ces tumeurs, on trouve des traces de la coque fibreuse qui entourait le corps thyroïde ; mais cette enveloppe est interrompue par places et elle envoie dans l'intérieur de la tumeur des prolongements qui circonscrivent des nodules d'un tissu blanc grisâtre, lardacé ou bien des alvéoles remplies d'une bouillie rougeâtre. Dans d'autres cas, on ne peut rien distinguer de pareil et on se trouve en présence d'une masse dure blanchâtre dont le centre forme souvent une cavité pleine de matière puriforme. Tel était le cas de notre observation II, où le centre de la tumeur était en voie de caséification. A cette période, le cancer thyroïdien n'agit plus seulement comme tumeur sur les organes voisins. Les ganglions infiltrés font masse commune avec le néoplasme. Les bourgeons épithéliaux prolifèrent du côté de la trachée, s'insinuent entre les anneaux de celle-ci comme dans notre observation III. Parfois même ils la perforent, mais ceci rarement, la muqueuse trachéale résistant à l'infection. Ces perforations sont dues à la généralisation du processus néoplasique, aux prolongements intra-trachéaux et intra-laryngiens de la glande thyroïde, prolongements étudiés par Ziemssen, Paltauf et Baurovicz.

L'œsophage, de même, peut-être comprimé ou plus rarement envahi. Les nerfs englobés dans la masse néoplasique subissent des phénomènes de compression dont nous retrouvons l'expression dans l'examen clinique ; parfois ils dégénèrent et on a pu les chercher vainement à l'autopsie, tel le récurrent dans notre observation II.

Les vaisseaux sont également comprimés ou envahis, de telle sorte que leur paroi devient friable, causant ainsi des hémorragies dangereuses ; ou même, pendant l'intervention, on les voit se couper sous le fil de ligature. M. Delore, dans un cas pareil, dut lier les thyroïdiennes très près de la carotide externe.

Du côté de la peau, le néoplasme apporte peu de modifications ; on la trouve parfois rouge, œdématiée, sillonnée de varicosités veineuses, mais l'envahissement est très rare. Peut-être, ainsi que le pense Orcel, la marche de l'affection étant assez rapide, le malade meurt-il avant l'ulcération.

Les muscles le plus souvent sont à peine modifiés, un peu amincis, ou alors envahis et réduits à l'état de membranes minces, jaunâtres. Dans les cas très avancés ou mieux dans les récidives par infiltration néoplasique post-opératoire, l'envahissement de la région antérieure du cou est totale, on ne saurait distinguer les muscles du tissu cellulaire environnant. Dans notre observation II, les muscles superficiels eux-mêmes envahis ne purent être séparés de la tumeur et on dut tout enlever d'un bloc à l'autopsie.

Outre ces généralisations de voisinage, le cancer se propage à d'autres organes. On peut le retrouver dans tous les viscères et cette généralisation ne se fait pas à la période extra-capsulaire seulement, mais elle peut se produire dès la première période. Beaucoup d'auteurs la considèrent comme fatale, ce qui serait une exagération au dire de Carrel-Billard, qui rapporte plusieurs cas de cancers thyroïdiens ayant accompli leur évolution sans s'accompagner de généralisation. Dans notre observation II, bien qu'on ait eu affaire à une tumeur thyroïdienne ayant évolué rapidement, on trouva des noyaux pulmonaires de généralisation. La malade de l'observation III présenta une récidive locale, mais pas de généralisation viscérale. Au contraire, la femme de l'observation IV eut, comme première manifestation importante de son cancer thyroïdien, un noyau métastatique dans la glande mammaire. On voit que ces complications ne dépendent pas de l'âge ou de la forme du cancer primitif. Il est une disposition anatomique qui favorise grandement la généralisation précoce, c'est la richesse vasculaire de la glande thyroïde ; car c'est surtout par la voie sanguine que se fait cette propagation. Les vaisseaux adultérés laissent pénétrer dans le torrent circulatoire sanguin des cellules malades qui vont se greffer sur les autres organes et produire les noyaux métastatiques ; noyaux remarquables, car même macroscopiquement ils ont déjà l'apparence du tissu thyroïdien.

Ces généralisations se font du reste dans des organes vasculaires et dont le système circulatoire se trouve en relation, plus ou moins immédiate, avec celui du corps thyroïde. Aussi voyons-nous le tissu pulmonaire être des plus fréquemment atteints, cet organe étant exposé tant par sa richesse vasculaire, que par sa proximité et l'anastomose de ses veines avec les thyroïdiennes inférieures qui longent la trachée (Bérard). Après le poumon viennent les os (sternum), le foie, les plèvres, tous organes très vascularisés.

S'il est des cancers thyroïdiens dont l'évolution s'accomplit sans métastases, par contre, dans la forme médicale, on peut dire que les métastases sont tout ; la tuméfaction du corps thyroïde étant souvent trop petite pour se révéler. La généralisation, dans ces cas, a lieu d'emblée et le malade se cachectise et meurt souvent avant d'avoir souffert des lésions locales.

Au point de vue histologique, les tumeurs cancéreuses du corps thyroïde se développent au dépens de l'un des tissus constitutifs de la glande. Nous avons alors des endothéliomes, lésions rares dont on ne cite que quelques exemples, des sarcomes globo- et fuso-cellulaires développés au dépens du tissu conjonctif et surtout on trouve des épithéliomes, ce qui ne nous étonne pas ; le tissu le plus actif d'un organe étant aussi le plus fréquemment atteint.

Nous trouverons donc surtout des épithéliomes constitués par des cellules de formes diverses, mais qui peuvent toutes être rangées dans une même classe. Ce sont des cellules thyroïdiennes à des étapes différentes de leur évolution.

A la coupe d'une tumeur thyroïdienne maligne colorée au picro-carmin, on peut voir : au centre d'un nodule, un amas de cellules petites, rondes, fortement colorées, ayant l'aspect d'un noyau et enfermées dans un stroma alvéolaire délicat. Ce sont des cellules épithéliales embryonnaires et le tissu ainsi formé constitue le type le plus malin des tumeurs thyroïdiennes. A la périphérie de cette région, on trouve une zone constituée par des vésicules d'apparence saine, reproduisant le type thyroïdien normal. Ces vésicules, refoulées vers la périphérie, sont englobées dans un tissu conjonctif que parsèment parfois quelques bourgeons épithéliaux. On se trouve là en présence d'un tissu d'allure moins maligne que le premier. A la périphérie, enfin, le stroma conjonctif se condense toujours en une nappe fibreuse qui enveloppe le néoplasme.

Ces deux sortes de tissu qu'on trouve réunis dans une même tumeur peuvent aussi se trouver séparés, chacun d'eux constituant une tumeur uniforme. Nous voyons ainsi qu'on peut avoir, en prenant les divers types cellulaires intermédiaires, un grand nombre de tumeurs de malignité histologiquement variable.

Les tumeurs constituées par des cellules de forme embryonnaire peuvent être, à première vue, confondues avec des sarcomes.

Aussi, Berry prétend-il que beaucoup de cas donnés comme sarcomes sont des erreurs de diagnostic histologique. Dans d'autres cas, les bourgeons épithéliaux interacineux sont rares, la coupe a toute l'apparence d'un adénome bénin, et Wolfler avoue, dans ces cas, n'avoir fait le diagnostic que par l'examen clinique de l'affection.

Dans les cas de cancer ligneux, enfin, décrits par Maisonneuve, la réaction fibreuse est tellement intense qu'elle étouffe les bourgons épithéliaux que M. Dor a pourtant pu retrouver dans quelques-unes des coupes nombreuses qu'il a pratiquées sur ces tumeurs particulières.

On voit donc que l'histologie est d'un faible secours pour faire le pronostic de l'affection. D'autant plus que certaines tumeurs, histologiquement bénignes, telles les goitres métastatiques, se généralisent et se développent rapidement. D'autres, offrant tous les caractères histologiques d'une tumeur maligne, ont au contraire une marche torpide, peuvent ne pas récidiver ou récidiver seulement à longue échéance.

Quant aux métastases du cancer thyroïdien, elles tendent à reproduire la structure de la glande à l'état adulte; c'est ce qu'Eberth appelle le « retour au mieux ». En principe, toute tumeur thyroïdienne maligne donne des métastases d'une malignité moindre. Cette règle est du reste loin d'être absolue et souvent, au contraire, le noyau secondaire est d'un type plus malin que la tumeur primitive.

Nous avons dit que les noyaux de généralisation tendaient à reproduire la glande thyroïde. Cette tendance n'est pas une simple apparence, car les produits de sécrétion de ces glandes néoformées semblent être identiques aux produits sécrétés par la glande normale, ce qui explique l'absence du myxœdème consécutivement à l'ablation du goitre cancéreux, ou simplement à la destruction du tissu glandulaire normal dans le corps thyroïde par le processus néoplasique.

En somme, histologiquement, les tumeurs cancéreuses thyroïdiennes se décèlent par la présence de bourgeons épithéliaux interalvéolaires ou de vésicules composées de cellules thyroïdiennes plus ou moins adultes et sécrétant une matière identique à la matière colloïde ou à la thyro-mucoïne de M. le professeur Renaut, suivant l'âge de ces cellules. Mais ces caractères souvent difficiles à trouver ne peuvent néanmoins nous renseigner très utilement et les symptômes cliniques nous éclaireront mieux au point de vue pronostic sur la malignité de cette affection.

SYMPTOMATOLOGIE

Dans l'étude des symptômes du cancer thyroïdien, nous distinguerons deux cas : le cancer médical et le cancer chirurgical, qui comporte lui-même deux variétés, la forme encapsulée et la forme diffuse.

Nous étudierons d'abord le cancer chirurgical parce qu'il est le plus fréquent, partant le plus intéressant pour nous.

Le premier symptôme qui frappe les yeux du chirurgien, c'est la tumeur. Cette tumeur se trouve située à la partie médiane du cou, en avant ou plus généralement sur l'un des côtés, car l'affection est le plus souvent unilobulaire, l'isthme étant rarement atteint. Elle est d'un volume variable, depuis les néoplasmes gros comme une mandarine et même moins jusqu'à ceux atteignant ou dépassant le volume de la tête d'un fœtus, ce sont en effet les termes de comparaison généralement employés.

Si on interroge le malade, on apprend qu'il était porteur d'un goitre depuis longtemps ou bien qu'il avait le cou simplement gros, même dans certains cas, du reste rare, il n'avait rien au cou. Depuis quelques mois, dit le malade, « mon goitre a grossi », et alors, depuis cette époque d'activité locale constatée par lui, qu'il ait eu ou non un goitre auparavant, il voit grossir son cou rapidement. Ainsi, dans notre observation III, l'évolution de la tumeur, du volume d'une tête de fœtus, se fit en moins de deux mois. Quand le malade se présente à l'examen, on trouve une tumeur arrondie et lisse ou bosselée et irrégulière dont on peut avec le doigt suivre parfois des prolongements sous le sterno-mastoïdien et derrière le sternum. Cette tumeur est dure, soit uniformément, soit par places, par noyaux ; cette dureté remarquable pourrait suffire à faire le diagnostic. On peut alors présumer qu'on se trouve en présence d'un cancer thyroïdien encore encapsulé.

Dans d'autres cas, la tumeur est plus ou moins volumineuse, mais on en peut moins facilement trouver les limites. Elle se perd sous les sterno-mastoïdiens, elle est dure à peu près uniformément, offre au doigt qui l'explore la sensation d'un carton épais, d'un morceau de bois et empêche de sentir et d'explorer les organes sous-jacents. Dans l'observation II, elle forme une sorte de cuirasse au cou. On peut alors penser à une forme diffuse, ayant déjà franchi la capsule.

Si nous recherchons les ganglions voisins de la tumeur, nous ne les trouvons pas toujours. Est-ce à dire, comme le pensait Lebert, qu'ils ne sont pas atteints ? Non, mais ils sont fréquemment accolés à la tumeur dont on ne peut les séparer et à laquelle ils donnent cette apparence bosselée sous le doigt qui l'explore. Pourtant, on trouve parfois des ganglions engorgés, indurés dans les creux sus et sous-claviculaires ; ils forment alors un bon élément de diagnostic.

Il est des cas où la tumeur ne diffère en rien comme

apparence d'un goitre kystique et cette forme a pu faire commettre des erreurs de diagnostic. Carrel-Billard en cite un cas personnel et de même M. L. Tavernier, interne des Hôpitaux, présente à la Société nationale de médecine, en novembre 1901, une malade de M. Bérard.

Jeune femme, vingt-cinq ans, entre le 2 novembre avec grosse tumeur thyroïdienne et douleurs locales s'irradiant dans les épaules. M. Bérard, vu le bon état général, la rapidité de l'évolution, le jeune âge de la malade, diagnostique kyste de la thyroïde. Opération, 5 novembre. La tumeur examinée par M. Paviot se trouva être un épithélioma à cellules jeunes. Pas de récidive locale, mais récidive mastoïdienne gauche rapide, causant céphalée, nausées, vomissements, vertiges.

La tumeur est adhérente au larynx et à la trachée. On constate ce rapport en faisant déglutir le malade ; la tumeur suit alors le mouvement d'ascension du larynx. Ce symptôme est propre aux tumeurs thyroïdiennes ; pourtant, lorsque le cancer a envahi les ganglions médiastinaux, ces mouvements ne sont plus possibles au néoplasme fixé par ses adhérences intra-thoraciques, adhérences qui, à la percussion, donnent une région de submatité.

Par suite de son adhérence à la trachée, la glande thyroïde, s'hypertrophiant, la comprime et la refoule et nous avons alors deux symptômes : la dyspnée et la déviation de la trachée. La dyspnée, exagérée par l'effort, est accompagnée de cornage. La déviation de la trachée est plus ou moins considérable, suivant le volume de la tumeur, et peut s'apprécier par le palper, car on sent nettement sa surface annelée du côté opposé à la tumeur. Cette déviation peut être assez considérable, non seulement pour gêner la respiration, mais même pour amener des accidents dans l'intervention (tubage ou trachéotomie) pratiquée en vue d'obvier à la dyspnée.

M. Casella présente à la Société des sciences médicales de Lyon, en janvier 1901, un malade de M. Gangolphe :

Femme, soixante-trois ans, pas de goitre. Il y a trois mois, augmentation rapide et continue du cou amenant dyspnée intermittente, puis continue. A l'entrée, tumeur thyroïdienne à droite. Six jours après l'entrée, dyspnée intense, cyanose. Intubation qui amène arrêt de la respiration. On retire le tube. Trachéotomie au-dessous du cricoïde ; on introduit canule ordinaire, arrêt de la respiration. On essaye longue canule, qui ne peut pénétrer complètement. La cyanose s'accentue et la malade meurt. *Autopsie :* Tumeur thyroïdienne plongeant derrière le sternum. La trachée décrit un arc de cercle à concavité droite telle que la canule doit buter. Il eût fallu une canule molle. »

Comment se comporte la tumeur par rapport aux vaisseaux du cou ; carotides et thyroïdiennes supérieures. Dans la plupart des cas, on peut sentir leurs battements en arrière de la tumeur qui les refoule. On les sent dans le cancer encore encapsulé ; mais quand le processus néoplasique a franchi la capsule, envahi les ganglions péri-vasculaires, les vaisseaux englobés dans le néoplasme ne sont plus perceptibles et ce nous est une indication pour le diagnostic entre le cancer diffus et le cancer encapsulé.

Voici donc les signes locaux qui doivent nous guider:

tumeur de croissance rapide, déviation de la trachée avec compression et dyspnée, refoulement ou englobement des vaisseaux, ganglions sus et sous-claviculaires. Il faut y ajouter l'examen laryngoscopique qui doit être toujours pratiqué: montre l'intégrité de la glotte et parfois entre ses lèvres permet d'apercevoir des bourgeons cancéreux ayant envahi la trachée.

Cette tumeur occasionne des troubles fonctionnels que nous allons étudier. Le premier remarqué, celui qui ne manque pour ainsi dire jamais, c'est la dyspnée. Celle-ci peut être de deux sortes, continue ou paroxystique, tardive ou précoce. Très souvent, le malade a eu des accès de dyspnée avant que le volume de la tumeur ait pu l'expliquer. Cette dyspnée, que n'excuse aucun trouble pulmonaire, aucune lésion trachéale, est attribuée depuis longtemps à la compression des récurrents. Plus tard et lorsque la glande thyroïde a augmenté de volume, la dyspnée continue est attribuée à la compression permanente du larynx et de la trachée, parfois à son envahissement.

Il est un autre symptôme souvent précoce, assez fréquent (puisque nous le trouvons dans quatre de nos observations, II, V, VII, X), parfois totalement absent, c'est la douleur. Elle est représentée par des névralgies cervico-faciales débutant parfois avant que le malade s'aperçoive de sa tumeur, ainsi qu'on peut le voir dans notre observation V, où ces douleurs irradiées dans le bras l'obligèrent à consulter un médecin qui, à ce sujet, découvrit l'existence d'un goitre cancéreux ignoré. Le malade présente aussi de la dysphagie par sténose œsophagienne causée par la compression des récurrents.

La voix est rauque, bitonale, éteinte. Ce phénomène fréquent est dû soit à l'envahissement du larynx, soit à la compression des récurrents qui cause tantôt une paralysie, tantôt une contracture des cordes vocales, ainsi que le constata M. Rivière dans ses nombreux examens laryngoscopiques à ce sujet.

La tumeur peut encore comprimer les vaisseaux cervicaux, donnant ainsi de l'anémie cérébrale. Ivanoff insiste sur l'oblitération de la veine-cave supérieure, soit par envahissement, soit par compression due à des bourgeons néoplasiques. Cet accident peut causer de l'œdème cérébral et s'annonce par la cyanose, l'œdème de la face, par la dilatation des veines superficielles : symptômes que nous trouvons aux observations I, V, VIII. Dans l'observation V, l'autopsie montra que la veine cave supérieure était enserrée par des bourgeons néoplasiques.

Le plexus brachial et le plexus cervical peuvent aussi être comprimés. Le sympathique, enfin, peut causer des troubles pupillaires, des troubles sécrétoires et vasomoteurs de la face, de l'exophtalmie.

Le cancer thyroïdien occasionne encore des troubles fonctionnels par la modification qu'il apporte au tissu glandulaire et, par suite, à sa sécrétion; je veux parler des phénomènes de dysthyroïdation sur lesquels insista Carrel-Billard.

Le goitre simple cause souvent une hypothyroïdation; le cancer, au contraire, semble créer une hyperthyroïdation au point que Rivière parle d'une vieille crétine dont le myxœdème sembla s'améliorer par l'apparition d'un cancer thyroïdien. Souvent, chez les gens atteints de goitre cancéreux, on trouve plus ou moins complet le syndrome de Basedow, dont l'étiologie doit être recherchée, non dans un phénomène de compression, mais bien dans un phénomène d'adultération sécrétoire. Nous rappellerons à ce propos notre observation IV, au sujet de laquelle M. Delore, à la Société des sciences médicales, faisait remarquer que : les symptômes de basedowisme avaient été améliorés par l'ablation d'une tumeur mammaire, généralisation thyroïdienne, et presque supprimés par l'ablation du cancer thyroïdien.

En effet, le cancer thyroïdien ne reste pas localisé à la glande thyroïde, il se généralise soit par bourgeonnement sur les organes voisins, soit par la voie sanguine ou lymphatique.

Nous trouverons d'abord des généralisations ganglionnaires, autrefois niées parce que souvent les ganglions sont accolés à la tumeur. Tous les organes peuvent être atteints avec une fréquence plus ou moins grande, dont l'ordre décroissant, d'après la statistique de Von Straaten, sur 71 cas est le suivant : poumon, os, foie, reins, substance cérébrale, cœur, péricarde, plèvre, glandes sublinguales. Ce sont les seuls organes cités par cet auteur, mais ce ne sont pas les seuls atteints ; le sein (obs. IV) n'est pas indemne, la peau même peut être le siège de tumeurs de généralisation, ainsi que le montre un cas de M. Bard, rapporté dans la thèse de Gruié.

Si le malade atteint de cancer thyroïdien ne présente pas comme un goitreux la cachexie strumiprive, c'est néanmoins un cachectique, mais d'une physionomie un peu spéciale. Il n'a pas le teint jaune paille des cancéreux habituels, il n'a pas ce dégoût caractéristique des aliments ; souvent l'appétit est relativement conservé ; dans quelques cas même il maigrit peu. Cependant, la plupart du temps, le malade se cachectise, perd ses forces et cet affaiblissement très particulier, que souvent rien ne semble expliquer, est caractéristique. Gruié l'a bien décrit, car c'est un des symptômes remarquables, souvent le seul de la forme médicale du cancer thyroïdien.

Dans cette forme, dont le diagnostic est fort difficile, on peut dire que tout se voit. En effet, le malade devient de plus en plus faible, maigrit, présente de la dyspnée, sans qu'on puisse trouver de causes à ces phénomènes, jusqu'au jour où une tumeur métastatique vient attirer l'attention et faire faire, nous ne dirons pas le diagnostic, mais un diagnostic. Car, dans cette forme où la tumeur thyroïdienne reste longtemps latente, ce n'est souvent qu'à l'autopsie qu'on trouve l'explication des phénomènes morbides constatés. Aussi, en présence d'un malade qui se cachectise et s'affaiblit sans cause apparente, qui présente de la dyspnée, sans lésion pulmonaire, faut-il toujours songer à examiner le corps thyroïde.

Nous avons donc deux formes : le cancer chirurgical, qui présente des symptômes locaux nets : tumeur, déviation de la trachée, dyspnée, cyanose et œdème facial, dont on peut souvent, par le palper, distinguer les deux formes encapsulée et diffuse. Ce cancer est accompagné de névralgies au début, de métastases multiples à sa dernière période. Il crée des troubles fonctionnels bien connus (dysphonie, dysphagie, syndrome de Basedow, cachexie). D'autre part, nous trouvons le cancer médical qui commence, pourrait-on dire, par la fin, car la cachexie, l'affaiblissement, la dyspnée sont ses premiers symptômes, et le goitre souvent le dernier, souvent même il est une trouvaille d'autopsie.

La température chez les malades atteints d'un cancer thyroïdien est en général élevée et oscille de 38° à 38°5 et même 39 degrés.

TRAITEMENT

La plupart des chirurgiens se contentent de pratiquer un traitement palliatif, considérant que la récidive ou la mort rapide sont les conséquences ordinaires d'une opération curative. Dans la forme diffuse, les difficultés opératoires contre-indiquent une ablation adéquate au mal. Dans la forme encapsulée, consécutive la plupart du temps à un vieux goitre, il en est tout autrement. Dans ces cas-là, la tumeur étant limitée par une membrane d'enveloppe plus ou moins résistante, le traitement radical a donné quelques brillants succès qui s'expliquent autant par la facilité opératoire que par l'absence de généralisation.

Il existe donc deux sortes de traitement : le traitement curatif, rarement applicable, et le traitement palliatif.

Traitement curatif. — Le traitement curatif doit consister dans l'ablation de la tumeur, ablation large, empiétant sur les tissus sains ; il est donc difficile de considérer comme un traitement véritablement curatif la strumectomie. Même et surtout dans les néoplasmes au début de leur évolution, il faut redouter les opérations économiques; la strumectomie, excellente dans le goitre bénin, laissera, presque fatalement, des germes de cancer au niveau de la capsule.

Les mêmes remarques s'appliquent à l'énucléation massive de M. le professeur Poncet ; en effet, l'anatomie pathologique et l'évolution clinique de la thyro-carcinose nous montrent que très souvent les formations néoplasiques sont diffuses.

Dans des glandes en apparence saines, il existe parfois des bourgeons épithéliaux jusque dans la capsule.

A la vérité, sur certaines tumeurs à végétations intrakystiques, pendant la première période de la transformation maligne, le cancer peut être localisé en une petite région de la glande. C'est alors que la strumectomie et l'énucléation ont pu donner des guérisons durables. Mais comme on ne peut, au moment de l'intervention, se rendre compte des limites du mal, il est imprudent de respecter des parties du tissu thyroïdien suspect.

Une seule intervention est véritablement curative : c'est la thyroïdectomie. Partielle ou totale, elle devra remplir les conditions exigées dans la chirurgie des tumeurs malignes, dont le seul principe absolu est d'extirper tout ce qui est malade.

La thyroïde enlevée par un des procédés classiques, on doit examiner l'état des ganglions de la chaîne carotidienne pour les enlever, s'il y a lieu, et l'on sait qu'en pareille matière on peut être conduit fort loin. La résection de la jugulaire interne de la carotide, du sympathique vient singulièrement compliquer l'intervention. Il est cependant nécessaire de tout enlever, bien que dans certaines circonstances de petits ganglions d'apparence néoplasique laissés en place non seulement n'augmentent pas de volume, mais semblent même rétrocéder.

Les complications de ces thyroïdectomies dans le cancer thyroïdien sont au nombre de quatre principales :

1° Les hémorragies ;
2° Les accidents respiratoires ;
3° Les lésions des gros troncs nerveux ;
4° Les lésions de l'œsophage et du pharynx.

I. — Des hémorragies dues à la section d'un gros tronc vasculaire nous ne nous occuperons pas. Il suffit d'en faire la ligature, qu'il s'agisse d'artères ou de veines. Mais parfois le chirurgien se trouve en présence d'une vascularisation anormale qui peut entraîner une perte de sang véritablement effrayante, sans que l'on ait intéressé les vaisseaux thyroïdiens supérieurs ou inférieurs. Dans notre observation IX, l'hémorragie fut telle que, malgré la liberté de la respiration, on crût voir succomber la malade sur le lit d'opération. M. Delore dut fendre la tumeur sur la ligne médiane, placer rapidement des pinces sur chacun des pédicules, sans s'occuper des récurrents, afin d'enlever la tumeur et de pouvoir pratiquer un tamponnement énergique. La seule ressource, en effet, en une telle occurrence, est l'ablation rapide suivie de tamponnement.

On a conseillé, en pareil cas, de pratiquer l'intervention le malade assis ; mais, pour arrêter l'hémorragie, ne risque-t-on pas la syncope ?

L'hémorragie grave est du reste exceptionnelle.

II. — Pour ce qui est des accidents respiratoires, nous les citerons sans insister ; ils sont peu importants. Il faut enlever ce qui est atteint : larynx, nerfs récurrents, anneaux de la trachée. L'ouverture de la trachée est grave, son pronostic est celui de la trachéotomie dont nous parlerons plus tard.

III. — Les gros troncs nerveux peuvent être pincés ou réséqués pendant l'opération. Ricard, opérant un cancer fibreux, pinça deux fois le pneumogastrique, les deux fois il y eut arrêt de la respiration. Walther, qui eut lieu d'observer le même phénomène, remarque que la section du pneumogastrique ne produit pas cet effet. On a sectionné et réséqué parfois la sympathique et la pneumogastrique sans danger ; mais, dans quelques cas, ces ablations causèrent la mort du malade. Les lésions rares du plexus cervical, du plexus brachial, de l'hypoglosse amènent des paralysies passagères.

IV. — Le pharynx et l'œsophage peuvent être atteints pendant l'opération et parfois lésés, surtout s'ils sont envahis et ramollis. On peut, du reste, être conduit à les réséquer partiellement. Les lésions étendues de ces organes sont, d'ailleurs, une contre-indication à l'opération curative.

Quels sont les résultats éloignés de l'opération curative ? D'abord on a reproché à la thyroïdectomie totale de donner lieu au myxœdème. On est un peu revenu de cette crainte, car, d'abord, le myxœdème n'est pas fatal, soit qu'il reste des glandules parathyroïdiennes saines, soit plutôt qu'il y ait déjà, au moment de l'opération, des généralisations. Puis même, le myxœdème se produisant, il vaut peut-être mieux vivre avec une affection qu'améliorera la médication iodo-thyroïdienne que de mourir cachectique ou étouffé.

L'opération curative est rarement telle, car il y a souvent des récidives plus ou moins éloignées ou des généralisations. La statistique d'Enrique Carranza (1897), sur 110 cas, donne 10 % de guérison et une mortalité de 53 %. Dans les statistiques plus anciennes de Braun et de Rotter (1885), la mortalité était de 64, puis 60 %. Carle, en 1900, donne une mortalité de 33 % sur une série de 23 cas, dont voici le détail : 8 extirpations totales avec 3 insuccès, 2 récidives de 3 à 6 mois, 2 survies sans récidives après 18 mois et 2 ans, 1 avec cachexie strumiprive, 15 opérations partielles avec 5 morts dans les premiers jours, 7 récidives de 3 à 18 mois et 3 survies de 1, 2 et 5 ans.

Dans nos observations, sur 9 opérations (énucléation ou thyroïdectomie), nous n'avons que 3 morts dans les premiers jours, soit une mortalité de 33 %.

On voit que les résultats s'améliorent toujours et qu'on n'a pas lieu de désespérer, au contraire.

En ce qui a trait à la strumectomie, comme le fait remarquer Carrel, l'énucléation se fait toujours dans des conditions favorables au traitement chirurgical, car la tumeur, petite et encapsulée, se rapproche beaucoup du goitre simple avec lequel elle a été confondue.

Les malades soumis à ce traitement présentent en général des tumeurs au début de leur évolution, à nature maligne douteuse et dont l'ablation totale et, partant, la guérison complète sont logiquement possibles. Le traumatisme opératoire est sans gravité, les suites éloignées simples, mais assombries par la crainte d'une récidive, conséquence d'une ablation trop économique.

La thyroïdectomie, totale ou partielle, plus grave au point de vue des accidents opératoires, permet une ablation plus large, donc plus complète des tissus atteints ; aussi a-t-elle donné quelques beaux résultats durables entre les mains de MM. Poncet, Roux, Berger, Marchand, Villar, de Bordeaux, Carle. L'inutilité du traitement vient souvent de ce qu'il est trop tardif ou incomplet.

Lorsque le cancer a diffusé depuis longtemps, le chirurgien renonçant à tout espoir de traitement curatif, a recours à diverses méthodes palliatives pour obvier aux accidents de compression dus à la tumeur. On fait appel au cathétérisme de l'œsophage dans quelques cas exceptionnels, lorsqu'il existe des troubles de la déglutition. En général, c'est à la trachéotomie qu'on s'adresse et la profondeur de la compression peut nécessiter l'usage de longues canules (Poncet) et parfois même de tubes, une sonde œsophagienne par exemple. Il ne faut pas craindre d'inciser largement, d'opérer à ciel ouvert, en voyant toute la région du néoplasme, car on est obligé parfois de traverser une très grande épaisseur de tissu thyroïdien. Quant à l'incision des voies aériennes, elle se fera en général sur les premiers anneaux de la trachée, sur le cricoïde ou même le thyroïde. Ce sont là des règles opératoires qui varieront dans chaque cas particulier. « Quant au tubage, même avec des longs tubes de Schrotter, il est absolument contre-indiqué », dit Sargnon, dans son excellent ouvrage *Tubage et trachéotomie en dehors du croup*.

M. Poncet a conseillé, dans certains cas, les incisions circumthyroïdiennes, du peaucier, des aponévroses superficielles. Ces incisions permettent à la tumeur de se développer sans comprimer la trachée ; la liberté respiratoire est ainsi conservée et la trachéotomie évitée.

La libération longitudinale de la trachée par incision de la tumeur et dissection de ses adhérences aux anneaux, opération proposée par M. Adenot, agit d'une façon analogue. On a préconisé aussi le soulèvement de la tumeur et l'exothyropexie de Jaboulay qui a donné quelques succès.

Les résultats du traitement palliatif sont véritablement mauvais. Il n'y a pas lieu de s'en étonner, puisqu'on l'applique aux tumeurs qui ont filtré dans les régions voisines en dehors de leur capsule, provoquant des troubles de la déglutition, de la respiration, des phénomènes de compressions vasculaires et nerveuses et, dans les régions éloignées, des métastases osseuses et viscérales.

Le traitement palliatif le plus fréquemment employé est la trachéotomie. Or, quelles sont ses suites ? Braun, dans une statistique de dix cas, n'a qu'un seul malade vivant douze jours après l'opération, et M. Poncet a obtenu des résultats analogues. Dans notre observation III, la malade revient avec une récidive inopérable ; on la trachéotomise et, quinze jours après, elle meurt avec des hémorragies d'origine trachéales, sans amélioration notable de la dyspnée. Dans notre observation V, le malade, porteur d'une tumeur plongeant derrière le sternum, très étendue et très vasculaire, ne peut être opéré et subit une trachéotomie. Quatre jours après il meurt de mort subite. Carrel rapporte six observations avec trachéotomie. Dans cinq cas, les malades meurent dans les quinze jours qui suivent l'opération ; dans le sixième, on note une amélioration, sans dire ce qu'il advint plus tard ; nous le devinons.

Les malades ne retirent donc aucun bénéfice de la trachéotomie.

Quel est le traitement qui pourrait remplacer la trachéotomie, qui permettrait la respiration en cas de suffocation ? Depuis près de trois ans, dans le service de M. le professeur Poncet, la trachéotomie a été systématiquement reléguée au dernier plan du traitement palliatif dans le cancer thyroïdien, et c'est pour ce motif que nous n'en pouvons relater que deux observations. On a cherché à rétablir la liberté de la respiration par l'ablation incomplète de la tumeur. La strumectomie, la thyroïdectomie partielle ou totale ont été appliquées comme traitement palliatif à la place de la trachéotomie, abandonnant chez la plupart des malades toute idée de traitement curatif. On a pu, grâce à ces différentes interventions, faire cesser les troubles de la respiration, assurer une survie tolérable à quelques opérés. Parmi les opérations palliatives et parmi les meilleures, nous rangerons donc la strumectomie et la thyroïdectomie.

L'observation IV nous montre un goitre carcinomateux compliqué de généralisation au sein droit qui fut notablement amélioré par la strumectomie. La dyspnée disparut complètement jusqu'à la mort de la malade, onze mois après, par généralisations abdominales. Cette malade était atteinte, en outre, de symptômes basedowiens très prononcés : tremblement, tachycardie, irritabilité spéciale. L'ablation de la tumeur mammaire, que l'examen histologique montra être d'origine thyroïdienne, avait entraîné l'amélioration de ces derniers symptômes ; l'ablation du carcinome thyroïdien les fit cesser à peu près complètement. Jamais une opération palliative, telle que la trachéotomie, n'eut donné un pareil résultat. Dans l'observation III, une malade de soixante-quatorze ans, atteinte de cancer diffus, sans généralisation ganglionnaire apparente, subit une thyroïdectomie totale ; la dyspnée et la cyanose disparaissent aussitôt et la guérison se maintient pendant deux mois et demi.

Dans l'observation IX, la malade, âgée de cinquante-sept ans, subit une thyroïdectomie totale et, malgré une hémorragie formidable, les suites opératoires sont très simples ; la dyspnée, la faiblesse, la suffocation disparaissent. La malade sort de l'hôpital en bonne santé, mais meurt chez elle plus d'un mois après l'opération.

Dans l'observation X, le goitre cancéreux s'accompagne de troubles de la respiration, de douleurs violentes. La strumectomie très simple est suivie de la disparition complète de ces accidents. La malade fut bien portante pendant deux mois, puis présenta une récidive inopérable à laquelle elle succomba.

A côté de ces résultats satisfaisants, nous devons enregistrer des résultats médiocres. Ainsi, dans l'observation VII, la strumectomie palliative est suivie de récidive sur place à brève échéance et la mort survient un mois et demi après. La malade de l'observation VI meurt quelques jours après l'opération, qui avait consisté en une thyroïdectomie. Elle était atteinte de généralisations pulmonaires et ganglionnaires.

Quant à l'opérée de l'observation VIII, on ne peut raisonnablement pas la faire entrer en ligne de compte dans une statistique. Atteinte de broncho-pneumonie avec 40 degrés, elle subit sans anesthésie une strumectomie. La cyanose diminue bien légèrement, mais la mort due aux lésions pulmonaires persistantes survient deux jours après. Cette observation semble démontrer aux opérateurs que la strumectomie est une opération facile et peu grave.

En somme, deux de nos malades trachéotomisés meurent rapidement. Sur sept malades ayant subi une thyroïdectomie ou une strumectomie palliative, quatre ont été notablement améliorés et ont eu une survie variant entre trois mois et onze mois ; un autre présente une récidive rapide au bout d'un mois et meurt le deuxième mois ; un sixième succombe le cinquième jour après l'opération ; quant au septième, une complication pulmonaire préexistante l'enlève sans qu'on puisse rendre l'intervention responsable de l'accident.

Ces résultats sont bien supérieurs à ceux de la trachéotomie à tous les points de vue. L'amélioration des symptômes subjectifs est immédiatement remarquable ; le bien-être des opérés, qui ont l'illusion d'une guérison complète, est certainement préférable à celui des trachéotomisés. Il est nécessaire également de remarquer que quelques malades bénéficieront peut-être d'une véritable opération curative, que le cancer soit encore encapsulé sans généralisation, ou qu'il y ait erreur de diagnostic, cas rare, mais qui se présenta pourtant dans le service de M. Poncet. Une femme entre en avril 1902 à l'hôpital, avec volumineuse tumeur cervicale ; le diagnostic unanime est cancer thyroïdien. M. Delore pratique l'extirpation de cette tumeur, pensant ainsi obvier aux troubles de compressions. La malade guérit parfaitement et l'examen histologique pratiqué par M. Dor montra qu'on avait affaire à un fibrome du corps thyroïde. Si on s'était contenté de trachéotomiser cette malade, elle eut infailliblement succombé aux progrès de sa tumeur. Plus on s'attaquera au cancer et plus on aura de chances d'obtenir des résultats satisfaisants. Il nous suffit d'avoir démontré que ce traitement direct, même palliatif, ne présentait qu'une minime gravité. Les résultats s'amélioreront avec l'expérience de l'opérateur et la précocité du diagnostic et de l'intervention.

OBSERVATIONS

OBSERVATION I

Pierre B..., soixante-dix ans, entre à l'hôpital le 13 novembre 1900. Antécédents héréditaires, rien. Fièvre typhoïde à vingt ans. Il y a quinze mois, le malade s'aperçut de la présence, à la partie droite du cou, d'une petite tumeur sous-cutanée, dure, roulant sous le doigt et du volume d'un pois environ ; il n'y attacha d'importance que lorsqu'elle fut devenue visible. Il avait aux jambes des douleurs sans œdème, qui disparurent au moment de l'apparition de la tumeur. Celle-ci continua à se développer et, au mois de février 1900, elle avait le volume d'un œuf, mais elle ne l'incommodait pas. Depuis, la tumeur a continué à se développer et le malade entre à l'hôpital pour des troubles dyspnéiques intenses et un œdème très accusé du bras droit. Le malade est très cyanosé, les yeux saillants, larmoyants, injectés. Les jugulaires sont dilatées et le moindre mouvement détermine un accès de suffocation avec tirage. Voix rauque, enrouée. Pas d'inégalités pupillaire. Le bras droit, très œdématié, présente une teinte cyanotique, surtout au niveau de la main. Il est plus froid que le bras gauche et moins fort. Circulation veineuse périphérique, surtout accusée à l'épaule. Quelques ganglions dans l'aisselle gauche.

La tumeur a le volume du poing, elle est très dure et régulière. Elle est difficile à mobiliser, nettement indépendante de la peau qui glisse sur elle. Lorque le malade a la tête droite, la tumeur s'étend du bord inférieur du maxillaire jusqu'à la clavicule sous laquelle elle se prolonge. Elle va en arrière jusqu'à la région de la nuque, où elle disparaît sans limites bien précises. En avant, elle s'étend jusqu'à un travers de doigt de la ligne médiane, permet de sentir le cartilage thyroïde ; mais au-dessous du larynx, elle franchit la ligne médiane, bombe au-dessus du sternum et empêche au doigt de passer derrière lui. A gauche, ganglions le long du sterno-mastoïdien. Un peu de bronchite et d'emphysème. Le foie déborde d'un travers de doigt les fausses côtes. Les veines de l'abdomen sont saillantes.

Etat général assez bon.

L'envahissement ganglionnaire fait repousser l'intervention demandée par le malade. Mort le 22 novembre 1900, sept jours après son entrée. L'autopsie n'a pu être faite.

OBSERVATION II

Publiée dans la *Gazette des Hôpitaux*, (avril 1901).

Femme P..., cinquante-quatre ans, entre à l'hôpital le 28 janvier 1901. Pas d'antécédents, sauf variole. Deux sœurs, quatre frères bien portants. Elle est née dans la Haute-Savoie et y a passé toute sa vie ; il y a quelques goitres dans le pays.

La malade avait un léger goitre à droite qui ne lui causait nulle gêne et n'augmenta pas à la ménopause.

Il y a cinq mois (au commencement de septembre 1900), la malade ressentit dans la moitié gauche de la tête des douleurs continues si vives que le sommeil devint impossible. L'appétit diminua et la malade maigrit presque dès le début. Peu après survint une tuméfaction dans la partie gauche de la région cervicale, tuméfaction qui s'accrut rapidement et deux mois après la voix devenait rauque, la respiration gênée, la déglutition pénible. La tumeur croissant toujours, surtout en arrière, l'état général s'affaiblit et la malade entra à l'hôpital.

Aujourd'hui, la malade présente une volumineuse tumeur cervicale occupant la face antérieure sur toute sa hauteur et se prolongeant de chaque côté, à gauche surtout, où elle surplombe la clavicule. Le cou mesure 54 centimètres de circonférence. La peau semble reposer sur une véritable cuirasse, engainant le cou et le maintenant dans un état de rigidité presque absolue ; la tête, un peu mobilisée à gauche, se redresse et tourne très peu. Les téguments légèrement foncés sont sillonnés par quelques grosses veines, surtout à la partie inférieure. Peau adhérente sur presque toute l'étendue de la tumeur, qui est ferme et contient des noyaux bosselés irréguliers, durs, souvent très résistants. Les limites de la tumeur sont impossibles à déterminer. En arrière, on sent des masses ganglionnaires énormes, douloureuses et plus mobiles. La trachée paraît refoulée à droite et les sterno-mastoïdiens confondus avec la tumeur ; la carotide perceptible seulement à droite, en arrière du sterno-mastoïdien. Les signes de compression sont très marqués : douleurs céphaliques gauches lancinantes qui datent de l'apparition de la tumeur ; voix bitonale, face congestionnée, dysphagie. Toux sèche, quinteuse, intermittente, sans expectoration. Pas d'exophtalmie, les yeux sont brillants, les pupilles égales ; il existe une difficulté nette de la convergence oculaire, le malade suit mal le doigt et lit difficilement. Pouls, 96. Rien au cœur. Pas de tremblements. Etat général faible. Peu d'appétit. On ne trouve pas de généralisation. Pas d'œdème. Ni sucre, ni albumine. T. = 38°2.

Autopsie. — L'ablation de la tumeur est difficile. La peau n'est pas adhérente, mais les muscles superficiels sterno-hyoïdiens en particulier sont envahis et ne peuvent être séparés de la masse cancéreuse ; de même l'homo-hyoïdien et le sterno-cléido-mastoïdien gauche. En arrière et latéralement, on ne peut décortiquer la masse et il faut tout enlever en avant de la colonne vertébrale. La tumeur paraît développée dans le lobe gauche seulement; le lobe droit, du volume d'un petit œuf, mais de consistance normale, est dévié avec la trachée. On sent facilement le cartilage thyroïde à trois travers de doigt à droite. A la coupe, la teinte blanche et la consistance du néoplasme tranchent avec la coloration rougeâtre et la mollesse du lobe sain. Le centre du néoplasme jaunâtre et mou, se déchirant sous le doigt, est en voie de caséification.

La trachée perdue dans la masse a conservé une lumière assez grande, d'où le peu de dyspnée. L'œsophage entouré d'une gangue dure, a perdu de son extensibilité et même en un point infiltré par le néoplasme, sa musculature est détruite et seule la muqueuse empêche les bourgeons néoplasiques de saillir dans la lumière.

Le paquet vasculo-nerveux gauche a fui devant le néoplasme. L'artère se trouve au milieu du tissu conjonctif, épaissi à la périphérie de la tumeur, la veine est en avant et on ne peut reconnaître le récurrent. La tumeur s'accompagne de ganglions cervicaux et médiastinaux.

Sur les deux poumons, il existe des noyaux sous-pleuraux si nombreux que leur énucléation complète est impossible. Les plus gros de ces noyaux ont leur centre caséifié; le plus gros appendu au poumon droit entre le cœur, le diaphragme et le poumon a le volume d'une mandarine. Ces noyaux ont déterminé des adhérences entre la plèvre viscérale et pariétale et les feuillets viscéraux des lobules voisins.

Rien aux autres viscères.

En somme, au centre de la tumeur, cavité kystique pleine d'un magma caséo-fibrineux et partout ailleurs tissu bien vivant de la consistance du tissu hépatique, d'une couleur blanc crémeux, avec stries rouges, comme s'il s'agissait de dilatation variqueuse des vaisseaux du néoplasme. Quelques points de substance mous comme le tissu encéphaloïde et nombreux noyaux plus durs. La muqueuse de la trachée a un aspect tomenteux dû à de petits noyaux de généralisation.

Le diagnostic anatomo-pathologique est donc le suivant :

1° Cancer épithélial des cellules thyroïdiennes ayant pris naissance dans un vieux kyste actuellement rempli d'un magma fibrineux et englobé par le néoplasme.

2° Envahissement secondaire de la trachée de l'œsophage et des ganglions de la région.

3° Métastases dans le poumon sous forme de noyaux à début pleural, témoignant de la pénétration de cellules cancéreuses dans la cavité pleurale et de leur greffe en plusieurs points.

OBSERVATION III

Annette M..., soixante-quatorze ans, entre le 10 juin 1901 à l'hôpital.

Pas de goitreux dans sa famille ni dans le pays qu'elle habita. Plusieurs maladies (fièvre typhoïde, bronchite, etc.). Depuis deux ans, eczéma périodique de la face et du cuir chevelu.

Elle affirme n'avoir jamais eu de goitre avant le début de celui pour lequel elle entre à l'hôpital.

Il y a deux mois à peu près, la malade qui, en ce moment, était en bonne santé apparente, prit une petite grosseur indolore située en arrière de la branche montante du maxillaire. En trois ou quatre jours, cette tuméfaction augmenta et finit par occuper toute la partie droite du cou. Cette tumeur s'accrut rapidement et un mois et demi après le début de son apparition, elle avait acquis son volume actuel. Cette évolution s'accomplit sans gêner la malade, sauf depuis quinze jours qu'elle a des crises de dyspnée survenant dès qu'elle marche un peu rapidement ou qu'elle parle un peu longuement ; ces crises n'ont cependant jamais été asphyxiques. Aucune gêne de la déglutition. Etat général bon, appétit conservé. Pas d'amaigrissement.

La tumeur, de la dimension d'une tête de fœtus, s'étend de

l'angle droit du maxillaire inférieur jusqu'à trois travers de doigt à gauche de la ligne médiane.

La tumeur est bosselée, recouverte d'une peau mobile, moins que dans les goitres ordinaires cependant.

Sur la peau, plusieurs plaques eczémateuses. La tumeur suit les mouvements de déglutition du larynx.

Au palper, la tumeur est formée de portions de consistances différentes. Certaines parties donnent une sensation fluctuante, ont une apparence kystique, d'autres sont plus dures, mais on ne trouve pas de masses véritablement indurées.

De chaque côté du cou, petits ganglions mobiles.

La tumeur située à la partie antérieure du cou empêche de sentir la trachée et le larynx certainement comprimés, car la respiration est sifflante, dyspnéique.

Pas d'exophtalmie, de tremblements, ni de palpitations.

Les vaisseaux paraissent refoulés en arrière.

La grande circonférence de la tumeur est de 42 centimètres.

On donne à la malade 50 centigrammes de thyroïdine par jour.

Le 14 juin, la malade est opérée par M. Delore.

Anesthésie à l'éther. Incision courbe transversale. Les téguments sont incisés jusqu'à la capsule inclusivement; celle-ci est prise entre deux pinces. On trouve alors un plan de clivage qui permet assez facilement de dénuder une portion de la tumeur. Pendant que l'on tente l'énucléation, la malade est prise d'un commencement d'asphyxie, dû au soulèvement du larynx et de la trachée qui adhèrent fortement à la tumeur. Celle-ci est alors fendue en deux. La portion droite, qui est la plus malade, est enlevée aussi complètement que possible. Ligature des vaisseaux thyroïdiens droits. La plus grande partie s'enlève facilement, mais on est obligé de plier pour ainsi dire le larynx et la trachée. La portion gauche n'est enlevée qu'en partie. Après hémostase, pansement. La tumeur est constituée par une coque fibreuse d'un demi-centimètre d'épaisseur, dans laquelle se trouve une poche cloisonnée contenant des végétations néoplasiques. En avant et sur les côtés, la tumeur n'avait pas envahi la capsule et pouvait facilement s'énucléer ; mais, en arrière, les végétations adhéraient fortement aux premiers anneaux de la trachée qui, un peu aplatie, n'était pas déviée.

Suites opératoires simples. Phénomènes de compression disparaissent. La malade part guérie le 8 juillet.

La malade revient le 15 septembre avec un gros plastron cervical de récidive et une dyspnée énorme.

On pratique une trachéotomie d'urgence. La malade meurt quinze jours après, ayant présenté une hémoptysie due à des varices trachéales.

A l'autopsie, on trouve de gros ganglions cervicaux et médiastinaux comprimant la trachée et les vaisseaux de la base du cou. Il n'y a pas de généralisation sanguine.

OBSERVATION IV

Pierrette V.-B....., cinquante-trois ans, ménagère, entre à l'hôpital le 4 janvier 1902.

Mère morte d'affection hépatique. Père mort de maladie de cœur. Réglée à dix-neuf ans. Ménopause à quarante ans. Mariée à vingt-trois ans. Fillette morte de diarrhée à dix mois. Mari mort diabétique. Remariée il y a cinq ans. Vie pleine de contrariétés et d'ennuis.

La malade a toujours eu un gros cou. Pas de maladie, mais elle était sujette à la migraine. Elle fut toujours nerveuse. Elle tremblait d'une façon intermittente. Crises de larmes, pas de crises avec perte de connaissance. Rarement elle pleurait quand on la laissait seule chez elle.

Son cou a grossi depuis quatre ans. Il y a trois mois, elle s'aperçut de la présence, dans l'épaisseur de la glande mammaire droite, d'une petite boule qui grossit et atteint aujourd'hui le volume d'un poing. C'est pour cette tumeur que la malade entre à l'hôpital et pour son goitre accompagné des signes de Basedow. A l'examen, dans l'épaisseur du sein droit, tumeur du volume du poing, arrondie, en forme de galet, avec au centre masse surajoutée. Prenant la masse à pleine main, on constate qu'elle n'adhère pas au plan profond. Elle adhère à la peau à ce niveau saillante et violacée. Depuis quelques jours, on note en ce point un léger érythème, avec douleur à la palpation. De plus, une certaine chaleur locale fait penser à un élément inflammatoire surajouté, datant de quinze jours.

Pas de ganglions dans l'aisselle. Malade un peu jaune, a maigri de 10 kilogrammes en six mois. Appétit conservé.

Au cou, goitre de la grosseur d'une mandarine au dépens des lobes gauche et médian, le lobe droit à peine touché. La tumeur suit le larynx dans les mouvements de déglutition. Le goitre a grossi à gauche depuis trois ou quatre ans.

A ce moment, le tremblement qu'elle avait toujours eu s'accentua. Elle eut des palpitations et raconte que son regard changea d'expression ; il est très vif, un peu dur, pourtant pas d'exophtalmie. Pas de compression des récurrents, mais compression de la trachée. Cornage croissant avec l'essoufflement facile à produire. Pas de crainte de la chaleur.

Au cœur, premier bruit râpeux soufflant, même sans propagation dans l'aisselle, pas de phénomènes périphériques d'asystolie.

P_i = 112. Rien aux poumons.

7 janvier. — Anesthésie sans incidents, ablation du sein sans curetage de l'aisselle. Drainage.

On constate que la tumeur semble encapsulée et n'envoie pas de prolongements ; elle adhère peu aux tissus voisins et, bien que n'ayant pas de membranes d'enveloppes, se décortique facilement. Elle comprend deux portions, une partie périphérique de 1 centimètre et demi d'épaisseur en moyenne, dure, blanchâtre, formant une sorte de coque et une partie centrale ramollie formée d'un tissu pulpeux rougeâtre, qui se sépare facilement de la coque périphérique.

La malade sort le 23 janvier. La plaie est en bon état. La tumeur thyroïdienne a augmenté et présente de plus en plus les caractères d'un néoplasme.

10 février. — M. Delore, après éthérisation, pratique une incision le long du bord antérieur du sterno-mastoïdien gauche. Tumeur sillonnée de grosses veines situées en dehors de la capsule. Avec le doigt, délimitation d'un plan de clivage situé en dehors de la glande. De proche en proche, on arrive à énucléer la tumeur au dehors. Section entre deux pinces des vaisseaux thyroïdiens supérieurs gauche, ligature. Pédiculisation de ces vaisseaux, au doigt, très simplement.

Il faut revenir sur une portion de la tumeur attenante au niveau de l'isthme à la face antérieure de la trachée. Troubles respiratoires dus pendant quelques minutes à la traction de la trachée, mais ayant cessé dès la libération de la tumeur.

Hémorragie insignifiante, trois ligatures.

La portion enlevée comprend tout le lobe gauche, dont la loge s'étend du cartilage thyroïde à la crosse aortique.

L'énucléation fut extra-glandulaire, pas de suture hémostatique.

Tamponnement. Durée, vingt-cinq minutes environ.

La malade a sa voix normale après l'opération.

Suites simples. Sortie le 13 mars 1902 avec fistule en voie de cicatrisation.

Examen de la tumeur : volume d'une orange irrégulièrement sphérique. Surface extérieure blanc rosé correspond à la capsule qui entoure toute la tumeur. Capsule tantôt lisse, tantôt adhérente aux organes voisins, mais pas de prolongements de la tumeur en dehors de sa membrane enveloppante Consistance thyroïdienne normale, sauf quelques noyaux durs de consistance fibreuse, même osseuse.

A la coupe, tissu jaune rougeâtre, mou, d'aspect aréolaire, mais pas kystique. Au niveau des noyaux indurés, les cavités disparaissent et le tissu est dense, d'aspect fibreux, on perçoit même un noyau calcifié, gros comme une noix ; il est assez difficile de voir s'il y a des portions de tissus sain.

21 mai. — La malade revient pour des noyaux de récidive existant au niveau de sa cicatrice mammaire. Il existe là plusieurs noyaux mobiles sur plan profond, mais adhérents à la peau.

Etat général assez bon ; malade maigre, fistule du cou guérie.

Il y a un ganglion axillaire du même côté.

23 mai. — Opération par M. Delore. L'ensemble du néoplasme est cerclé par une incision en raquette, allongée en bas et en dedans, l'extrémité dans l'aisselle. Taillant en tissu sain, on dissèque l'ensemble de la tumeur, enlevant les fibres superficielles externes du grand pectoral, disséquant le petit pectoral. Curetage de l'aisselle au ras des vaisseaux pour enlever d'un bloc tumeur et ganglions. La plaie est réunie en haut après controuverture et drainage. Dans la moitié inférieure, réunion impossible ; on rapproche au maximum par des fils en Y. Il reste une partie non recouverte de deux travers de doigts, longue de 5 à 6 centimètres. Pansement à plat.

La coupe de la tumeur montre plusieurs noyaux gros comme une noisette et qui, macroscopiquement, ressemblent plus au cancer thyroïdien qu'au cancer mammaire ; les limites de la tumeur semblent avoir été largement dépassées.

Le 4 juin, la malade sort guérie, sauf sur un espace de la largeur de la paume de la main.

3 juillet. — La malade se présente allant mieux. On lui trouve un kyste de l'ovaire du volume d'une orange. Elle se plaignait de douleurs dans le ventre.

La malade revient le 8 septembre 1902 avec des noyaux de généralisation un peu partout : ganglions de l'aisselle, fosse claviculaire, mal de Pott cancéreux dorso-lombaire, noyau dans la région mammaire, kyste de l'ovaire. Cachexie progressive et mort le 25 novembre 1902. Autopsie impossible.

OBSERVATION V

Sulpice M..., cinquante-sept ans, fromager, né à Livrier (Suisse), entre à la clinique le 29 juin 1902.

Pas d'antécédents héréditaires ou personnels. Le malade, depuis quinze ans qu'il habite la France, a parcouru l'Isère, les Hautes-Alpes, qu'il habita deux ans, l'Ain et la vallée du Rhône.

Au printemps, il dut cesser son travail parce qu'il ressentait dans le bras droit des douleurs névralgiques qu'il compare à des picotements et même des coups de couteau. Ces douleurs s'irradiaient à l'épaule, la nuque, le cou et jusque dans l'oreille.

M. le Dr Armand, consulté par le malade, lui fit constater la présence d'une tumeur thyroïdienne jusqu'alors ignorée.

Il y a trois mois que cette tumeur fut constatée. Depuis, les douleurs névralgiques ont diminué d'intensité, mais la tumeur a augmenté de volume, elle est devenue dure, gênante. Le malade présente des troubles divers : toux rauque et spasmodique, dyspnée tantôt paroxystique, tantôt continue, surtout depuis un mois, dysphagie ; la voix a changé de timbre. La tumeur thyroïdienne médiane de la grosseur d'une orange, s'étend jusqu'à la fourchette sternale, derrière laquelle elle plonge ; elle est plus développée à droite qu'à gauche et se perd sous le sterno-mastoïdien, où on ne peut la suivre. La peau a son aspect normal, sauf quelques veines dilatées ; la tumeur, de consistance demi-solide, suit le larynx dans les mouvements de déglutition. Pas de ganglions perceptibles dans les creux sus et sous-claviculaires.

Cyanose et léger œdème de la face, surtout quand le malade s'agite. Pas de signes de compression du sympathique. Pas de tremblements ni d'exophtalmie. Etat général assez bon.

1er juillet. — Intervention (M. Delore). Anesthésie à l'éther.

Pendant toute l'intervention, le malade est cyanosé, en état d'asphyxie imminente. L'incision au-devant du cricoïde met à nu de grosses veines qui saignent abondamment dans le tissu sous-cutané puis la tumeur elle-même très vasculaire et pourvue d'une capsule. Le néoplasme s'étend derrière le sternum, sans limites précises, et adhère aux gros vaisseaux et nerfs de la région. L'ablation paraissant impossible, on en est réduit à enlever quelques morceaux qui se brisent sous le doigt, non sans entraîner une abondante hémorragie veineuse. On termine en faisant une trachéotomie, après avoir atteint la trachée derrière la tumeur et à gauche. La cyanose disparaît, l'hémorragie s'arrête.

Pansement en laissant vingt pinces sur les grosses veines.

2 juillet. — Pansement, ablation des pinces. Etat général bon.

5 juillet. — A 8 heures du matin, mort subite.

Autopsie. — La tumeur forme une grosse masse encapsulée, mais sans limites nettes ; elle s'étend à droite, en avant de la colonne vertébrale et du paquet vasculo-veineux. Elle plonge en bas dans le médiastin antérieur jusqu'à la crosse de l'aorte. Elle comprime dans ce trajet non seulement la trachée, mais encore sa bifurcation et les grosses bronches à leur début. Elle comprime la veine cave supérieure qu'enserrent des végétations néoplasiques. Plus haut, le paquet vasculo-nerveux reste isolé par une gangue fibreuse, sauf le pneumogastrique droit, qui est manifestement envahi, dégénéré même. Pas de ganglions.

La tumeur, de consistance dure, résiste à la coupe ; elle est très vasculaire.

Rien aux viscères, sauf le foie qui présente un foyer central de généralisation.

OBSERVATION VI

Pauline M..., de Saint-Martin-la-Plaine, entre à la clinique une première fois le 7 janvier 1896 (obs. XIV, th. de L. Bérard, 1897). Elle était âgée alors de cinquante ans.

Goitre d'abord latéral gauche, remontant à vingt-six ans, quelques mois après un accouchement. Depuis un an, accroissement rapide avec envahissement du lobe droit et apparition de troubles respiratoires. Hypertrophie thyroïdienne massive, ayant conservé la forme générale de la glande, avec prolongement rétro-sternal probable. Consistance dure. La tumeur, bridée par les plans superficiels, non adhérente, est peu mobile.

Le larynx et la trachée sont fortement déviés à gauche par la masse droite, du volume d'une orange, la partie gauche de la tumeur étant repoussée en avant de la trachée.

Vaisseaux refoulés, non englobés. Pas de ganglions.

Dyspnée au moindre effort, cornage, toux rare, voix un peu voilée.

Opération, le 18 janvier 1896 (éther). M. Poncet pratique une grande incision cruciale médiane : muscles étalés en plans multiples au-dessous desquels il est assez difficile de trouver la capsule vraie et le plan de clivage. Celui-ci, délimité après incision de la capsule ; luxation assez facile d'une masse hypertrophiée, du volume du poing, constituée par plusieurs kystes noyés dans une faible épaisseur de parenchyme et s'engageant à une profondeur de 6 à 7 millimètres au-dessous de la fourchette sternale ; l'enveloppe du tissu thyroïdien a une épaisseur de 3 à 4 millimètres. Quelques ligatures à la face interne de la capsule, puis suture hémostatique. Mickulicz en arrière du sternum.Deux pinces hémostatiques à demeure. Suture partielle des téguments.

Pinces enlevées 13 janvier,. Mickulicz le 17.

Guérison simple, respiration facile ; la malade part le 5 février 1896.

La malade reste guérie jusqu'en mars 1902. A ce moment, elle s'aperçut que son cou commençait à augmenter de volume ; puis, la tumeur augmentant de volume, lui occasionna des accès de dyspnée de plus en plus fréquents et le 23 septembre 1902, elle rentre à la clinique avec une dyspnée considérable causée par un cancer du corps thyroïde, avec prolongement rétro-sternal. M. Delore pratiqua une thyroïdectomie palliative qui, tout en amendant la dyspnée, n'empêcha pas la mort de survenir le 1er octobre.

L'autopsie révéla une généralisation pulmonaire sous forme de tache de bougies sous-pleurales et de noyaux interstitiels.

Il existait des ganglions médiastinaux énormes qui englobaient la veine cave supérieure et les deux troncs brachiocéphaliques artériel et veineux.

OBSERVATION VII

Marie D..., cinquante-six ans, ménagère, entre à l'hôpital le 27 mai 1903.

Mère, frères et sœurs vivants, un frère mort qui était porteur d'un goitre ; c'était le seul de sa famille qui eut cette affection. La tumeur augmenta petit à petit depuis l'âge de vingt-cinq ans ; il mourut à quarante ans avec un goitre devenu énorme et provoquant suffocations.

La malade a toujours habité la Tour-du-Pin ; elle n'a pas eu de maladies. Elle a huit garçons tous vivants.

Il y a quatorze ans, la vue de l'œil baissa ; elle consulta alors M. Dor et fut très amélioré en quelques mois.

Elle a toujours eu le cou un peu fort, mais la déformation était très peu marquée. Il y a trois mois, au niveau de la partie droite de la face antérieure du cou, commença à se développer une tumeur qui grossit rapidement, accompagnée de douleurs continues et vives au niveau de la nuque, mais sans dyspnée. Depuis un mois, l'état général, resté bon jusqu'alors, devint mauvais et la faiblesse de la malade fut telle qu'elle dut rester au lit. On la traita par des applications de pommade et de glace. Cette dernière apaisa les douleurs, mais n'entrava pas les progrès de la tumeur.

Actuellement, on trouve à la face antérieure du cou empiètant beaucoup à droite et peu à gauche, une tumeur volumineuse au niveau de laquelle la peau a gardé sa coloration et sa mobilité normale. C'est une tumeur qui paraît composée de deux ou trois masses ; elle est difficilement mobilisable sur les plans profonds et les mouvements de déglutition la soulèvent à peine. Consistance dure, surtout à droite ; à gauche, un peu de fluctuation. Pas de battements ni de souffles vasculaires. La pression provoque une douleur modérée plus vive à droite. Larynx refoulé à gauche. Peu de troubles fonctionnels respiratoires. La malade a des périodes de dyspnée, mais rares et peu intenses. Voix normale. Système sympathique, au contraire, est touché. L'œil droit paraît plus petit que le gauche, la paupière supérieure étant le siège d'un ptosis marqué. La malade affirme avoir toujours eu la paupière tombante, mais la déformation s'est accrue depuis le début de la tumeur. Elle a remarqué également, depuis la même époque que le globe oculaire droit faisait moins saillie.

La pupille droite est le siège d'un myosis très marqué.

Actuellement, on ne constate au niveau des mains qu'un tremblement trop peu marqué pour être considéré comme pathologique ; mais avant ces trois dernières semaines, il était plus intense. Pouls, 125. Bruits du cœur réguliers et normaux. Coloration du visage normale, pas d'œdème. Les douleurs de la nuque ont cessé. Rien aux autres viscères. Etat général passable, sauf la faiblesse qui est grande. Température, 39 degrés.

Le 29 mai, après éthérisation, M. Delore pratique une longue incision convexe en bas, aboutissant à la fourchette sternale. Grosses veines dans la capsule liées à leurs deux bouts. Recherche d'un plan de clivage périthyroïdien mal limité. Enucléation du lobe droit de haut en bas, puis refoulement du paquet vasculo-nerveux situé en dehors et en arrière. La masse reclinée en bas, on peut saisir facilement avec les doigts de la main gauche les vaisseaux thyroïdiens inférieurs qui sont pincés, puis liés après section, sans hémorragie notable.

Dénudation avec le doigt d'un prolongement conique à sommet inférieur, descendant jusqu'à la bifurcation du tronc brachio-céphalique en arrière du sternum.

L'énucléation est pratiquée sans accident.

Dénudation aux ciseaux de la trachée qui est longuement déviée à gauche et s'est creusée un sillon à la face postérieure de la tumeur. Le conduit n'est pas ramolli. Section du corps thyroïde en plein lobe gauche, paraissant sain. La tranche est hémostasiée au moyen d'une suture. Cette vaste cavité étendue de l'os hyoïde à la plèvre et au médiastin est tamponnée lâchement avec des mèches, la place étant rétrécie par quelques points de suture. Durée, vingt-cinq minutes.

Après une amélioration passagère, la tumeur récidive. La malade part le 29 juin avec de l'œdème des membres inférieurs. Elle a succombé dans le courant de juillet.

OBSERVATION VIII

Jacqueline G..., soixante-quatre ans, journalière, entre le 11 juin 1903, dans le service de M. le professeur Poncet, avec des signes de dyspnée, de faiblesse et de raucité de la voix.

A l'examen, on décèle la présence d'une tumeur thyroïdienne volumineuse et d'une pneumonie des lobes inférieur et moyen du poumon droit, ce qui explique la température élevée (40 degrés) constatée à l'entrée dans le service.

La malade a toujours eu un petit goitre dont le volume, longtemps stationnaire, a grossi pendant ces deux dernières années.

Elle a une tante goitreuse et habite le département du Rhône ; pas de séjour en Savoie.

La tumeur thyroïdienne est grosse comme le poing, peu mobile dans les mouvements de déglutition, de consistance dure. Elle a complètement refoulé le larynx à gauche ; on sent le cartilage thyroïde sur la partie latérale du cou, presque au-dessous de l'angle de la mâchoire.

La respiration se fait mal, tirage ; voix rauque, presque éteinte.

Cette dyspnée a commencé il y a deux ans. Pas de troubles oculaires.

Au poumon droit, au sommet, forte matité, augmentation des vibrations et, à l'auscultation, souffle tubaire, sans râles. La malade tousse peu ; crachats rares, adhérents et rouillés. Rien aux autres viscères.

Le 12 juin, en présence de la dyspnée et de la cyanose de la malade, M. Delore opère d'urgence la malade, sans anesthésie.

M. Delore enlève facilement un volumineux noyau cancéreux, comprenant tout le lobe droit. La tumeur est énucléable, encapsulée. Il suffit de lier les vaisseaux thyroïdiens inférieurs. Un gros prolongement descend dans le médiastin et peut être luxé au dehors sans hémorragie notable. Le larynx revient aussitôt à sa place. Trachée légèrement ramollie. Drainage du champ opératoire avec les mèches de gaze tamponnées lâchement.

La malade meurt le 16 juin.

Autopsie. — Broncho-pneumonie suppurée de tout le poumon droit, sur lequel on aperçoit quelque noyau de généralisation. Pleurésie droite.

OBSERVATION IX

Marie C..., cinquante-sept ans, entre à la clinique le 13 juillet 1903. Elle ne présente rien de particulier dans ses antécédents héréditaires. Elle a eu six enfants, dont trois morts en bas âge. Il n'y a pas de goitreux dans sa famille ; elle est de la Haute-Loire, où il y a peu de goitreux.

Bonne santé habituelle, sauf depuis trois ans, époque à laquelle elle fut prise d'une faiblesse générale, qui persiste actuellement. Elle a toujours eu un goitre, mais de petit volume et qui ne la gênait nullement.

Il y a deux mois, elle s'aperçut que son goitre grossissait. En même temps apparaissaient des troubles respiratoires et, à l'entrée à l'hôpital, on constate la présence d'une tumeur volumineuse, située à la partie médiane de la face antérieure du cou et se prolongeant un peu en bas et latéralement. C'est une masse dure non fluctuante, tribolée, un peu douloureuse à la pression et au niveau de laquelle les téguments n'ont pas changé de coloration. Elle est peu mobile avec les mouvements de déglutition. Les troubles respiratoires sont assez marqués et la malade présente un peu de tirage. Il n'existe pas de signe de compression des récurrents, ni des vaisseaux, pas de signes de Basedowisme. On ne constate rien aux viscères.

Le 16 juillet, M. Delore, après une incision médiane du cou, pratique une thyroïdectomie totale, en partie sous la capsule viscérale de la glande. On fait la ligature après pincement préalable des pédicules vasculaires thyroïdiens inférieurs. Hémorragie considérable qui s'arrête aussitôt après une syncope passagère. Tamponnement lâche de la plaie.

L'opération dure quinze minutes environ.

Après des suites opératoires très simples, la malade part guérie le 9 août. La voix est bitonale par moments.

Nous apprîmes sans détails sa mort une quinzaine de jours plus tard.

OBSERVATION X

Rosalie Th..., cinquante et un ans, entre à l'hôpital le

20 juillet 1903. Parents morts âgés ; frères et sœurs bien portants. Pas d'antécédents néoplasiques. Pas de goitre dans sa famille. Elle a toujours habité dans l'Isère, aux Abrets, où il y a quelques goitres. Pas de maladies antérieures, cinq enfants vivants ; la dernière couche fut très pénible et c'est à ce moment, il y a onze ans, que la malade s'aperçut pour la première fois de l'existence d'un petit goitre gros comme une noix qu'elle portait à la face antéro-inférieure du cou. Il grossit peu à peu pour acquérir en octobre dernier le volume d'un œuf. A partir de ce moment, la malade fut obligée de s'aliter pour un refroidissement, dit-elle, s'accompagnant d'une toux continuelle et d'une faiblesse générale.

Depuis, c'est-à-dire il y a six mois, le goitre augmenta de volume, surtout pendant ces deux derniers mois ; des symptômes de compression de la trachée et du récurrent apparurent et actuellement on constate une tumeur située à la face antérieure du cou, empiétant sur la face latérale droite ; elle est plus grosse qu'un poing, mobile avec les mouvements de la déglutition, mais presque impossible à mouvoir avec la main ; elle est lisse, dure, tendue, indolore, semblant formée d'une seule masse encapsulée. La peau est normale, sans adhérences. La trachée est refoulée à gauche. On sent les vaisseaux des deux côtés. Pas de signes du côté du sympathique. Depuis quatre à cinq mois, voix bitonale indiquant la compression du récurrent. La malade respire difficilement, surtout en baissant la tête. Elle a des douleurs névralgiques dans l'épaule et dans la nuque. Pas de ganglions. L'examen des viscères ne révèle rien de particulier. L'état général est assez satisfaisant, la malade se ressent cependant de sa dernière bronchite ; elle a un peu maigri et n'a pas d'appétit.

Le 22 juillet, elle est opérée par M. Delore.

Par une incision latérale droite, avec convexité inférieure, on arrive sur la capsule du noyau, dont on peut facilement faire le tour avec le doigt, cheminant suivant un plan de clivage intra-thyroïdien. Le pôle inférieur de la tumeur est attiré au dehors et luxé avec le reste de la masse. Séparation de l'adénome au niveau de la ligne médiane ; là le tissu thyroïdien saigne plus abondamment. Enucléation d'un noyau gélatineux situé sur l'isthme thyroïdien. Pas de ganglions. Hémorragie insignifiante. L'opération a duré un quart d'heure environ. Quelques ligatures suffisent à l'hémostase. Réunion partielle de la plaie. Tamponnement de la cavité. La tumeur, en partie rétro-sternale, était encapsulée et facilement énucléable. Elle contient du tissu encéphaloïde typique.

Après des suites opératoires simples, la malade sort guérie le 6 août. La dyspnée a complètement disparue. La voix a repris à peu près son timbre normal.

La malade revient dans le courant d'octobre avec récidive de sa tumeur (lobe droit) ; cette tumeur volumineuse paraît avoir diffusé hors de la capsule glandulaire. Comme elle paraît assez mobile sur le plan profond, M. Delore essaye l'extirpation, mais il se rend compte rapidement de nombreuses adhérences au larynx, l'œsophage, le paquet vasculo-nerveux du cou et l'aponévrose prévertébrale qui obligent à une intervention incomplète.

La malade supporte bien l'opération et meurt quelques jours après de cachexie, le 2 novembre, sans avoir jamais présenté de troubles respiratoires.

Autopsie. — On constate une généralisation pulmonaire bilatérale et des prolongements rétro-sternaux qui englobent les troncs brachio-céphaliques artériels et veineux.

OBSERVATION XI

(Due à l'obligeance de M. Savy, interne des Hôpitaux.)

Jeanne D..., cinquante-trois ans, entre à l'hôpital le 7 octobre 1903.

Parents morts âgés d'affections inconnues.

Pas de maladies antérieures. Pas de goitreux dans sa famille. Elle a toujours habité le département du Rhône, dans un village où il y a quelques goitreux.

Dès l'âge de quatorze ans, elle a un petit goitre du volume d'un œuf. Depuis six mois, elle a grossi, et, actuellement, on constate une volumineuse tumeur, surtout développée à gauche, mobile avec les mouvements de déglutition, indolore au toucher, molle et fluctuante, surtout à gauche. A son niveau, la peau est tendue, rouge, chaude. Les vaisseaux sont refoulés en arrière à droite, englobés à gauche. On ne sent pas de ganglions.

La dyspnée est assez marquée ,la voix est enrouée et faible. La malade accuse de violentes douleurs dans toute la région cervico-faciale gauche. Pas de Basedowisme.

Le 9 octobre; opération. On ne peut enlever toute la tumeur, qui est adhérente et présente des prolongements ganglionnaires médiastinaux.

La température alla en croissant du jour de l'opération jusqu'au 18 octobre, où la malade mourut avec 41 degrés.

A l'autopsie, on ne trouve rien aux viscères ; seuls, quelques ganglions médiastinaux sont pris.

OBSERVATION XII

(Due à l'obligeance de M. Latarget, interne des Hôpitaux.)

Marie P..., soixante-cinq ans, entre le 14 novembre 1903 à la clinique de M. Poncet pour tumeur de la région sous-hyoïdienne. Mariée, neuf enfants, dont six vivants. Elle prétend qu'il y a dans sa famille « hérédité dartreuse », rien autre.

Dans son jeune âge, léger goitre, qui augmenta un peu à chacune de ses grossesses ; elle s'en inquiétait peu, habitant une région où le goitre est fréquent (Haute-Savoie). Pas de dyspnée, pas de toux.

Il y a environ six mois que l'oppression commença à se manifester. La tumeur avait, à cette époque, un volume marqué, qui a diminué sous l'action de pommade iodée. Il y a trois mois, la dyspnée devint plus intense, la malade ne pouvait faire le moindre effort. En même temps, dysphagie ne permettant que l'absorption des liquides. La voix devint rauque, la toux apparut. Amaigrissement rapide.

Actuellement. —. La malade présente une énorme tumeur soudée à la trachée et au larynx, étendue jusqu'au sternum. La tumeur présente plusieurs lobes hypertrophiés, bosselés, durs, se prolongeant en arrière et latéralement par des masses ganglionnaires qui empiètent dans la région sus-claviculaire. Phénomènes de compression accentués.

Dyspnée intense, cornage, tirage, paralysie des récurrents. Expectoration continuelle. Dysphagie. Au cœur, signes de myocardite.

Le 16 novembre 1903, opération (M. Delore). Ethérisation très superficielle, en raison du pouls, qui est irrégulier et bat 140 fois à la minute. Incision convexe en bas, sus-sternale, avec prolongement oblique le long du sterno-cléido-mastoïdien droit. Section des muscles sous-hyoïdiens étalés devant la tumeur. Pincement de quelques veines superficielles. Le lobe droit et le lobe médian du corps thyroïde, non adhérents aux plans voisins, sont rapidement luxés au dehors, ainsi qu'un prolongement sous-sternal de ce lobe droit. Les vaisseaux thyroïdiens inférieurs, tendus par la traction du corps thyroïde, sont pris facilement dans une pince, de même les vaisseaux thyroïdiens supérieurs droits. Le lobe droit et le lobe médian se séparent alors du lobe gauche au niveau d'un plan de clivage situé en avant de la trachée. Ligature des principaux pédicules vasculaires. Tamponnement de la plaie. La trachée cylindrique, dure et rigide, aplatie contre la colonne, est rétrécie dans tous les sens, elle était complètement englobée par le goitre.

Examen histologique. — La tumeur comprend le lobe droit et le lobe médian du corps thyroïde. C'est une masse du volume d'un poing, de forme irrégulière, dont la surface présente une série de bosselures séparées par des sillons peu profonds. Poids, 260 grammes. La consistance est généralement dure ; on perçoit à la palpation, à travers les parties saines de la glande, des masses d'une dureté ligneuse correspondant aux bosselures qui font saillie à la surface de la tumeur ; quelques-unes de ces masses ont la dureté de la pierre. A la coupe, on aperçoit, au milieu d'un tissu adénomateux, plusieurs noyaux d'un gris cendré, du volume d'une noisette, entourés d'une zone de tissu thyroïdien plus ou moins altéré et condensé. Quelques portions de la glande ont subi la dégénérescence kystique et l'on voit des géodes remplies d'une bouillie rougeâtre, ressemblant à des bourgeons charnus de mauvaise nature.

En d'autres endroits, la section de la masse néoplasique montre une surface d'aspect irrégulier, parcourue par des tractus fibreux condensés çà et là en formant des masses de tissu blanc grisâtre et d'apparence lardacée.

CONCLUSIONS

I. Le cancer thyroïdien est une affection fréquente ; mais, ce qui put tromper certains auteurs, cette fréquence varie avec les régions considérées et est proportionnelle à la fréquence du goitre dont elle suit la distribution géographique. Douze cas observés en trois ans.

II. Le pronostic de cette affection est mauvais, car livrée à elle-même, elle amène la mort du malade soit par asphyxie mécanique, soit par cachexie cancéreuse ou généralisations viscérales.

III. Le traitement sera rarement curatif et cela seulement dans le cas de diagnostic précoce où le tissu néoplasique encore nettement encapsulé pourra être extirpé en totalité. Dans la majorité des cas, on devra tendre seulement à un traitement palliatif et on aura à choisir entre la trachéotomie et la thyroïdectomie totale ou partielle. Si nous comparons les résultats de la trachéotomie à ceux obtenus dans le service de M. le professeur Poncet par la thyroïdectomie, nous voyons que l'avantage appartient à cette intervention, soit au point de vue de la durée de la survie, soit au point de vue du bien-être physique et moral des opérés.

Toutes les fois que la thyroïdectomie sera possible au point de vue technique, elle constituera la meilleure méthode palliative ; elle est contre-indiquée cependant par la généralisation trop étendue et l'invasion des organes cervicaux.

INDEX BIBLIOGRAPHIQUE

Adenot, Traitement palliatif du cancer du corps thyroïde (Xe Congrès de chirurgie, 1896).

Aigre, Cancer de la glande thyroïde (Rev. laryngologie, juin 1886).

Albert, Wien. Med. Presse, 1881; *idem*, 1882.

— Semaine médicale, Lettres d'Autriche, 27 mars 1889.

— Vier Falle von Strume metastase in Knochen (Wien. klin. Wochen, 1897).

Albertin, Le cancer thyroïdien (Province méd., 21 janvier 1888).

Althorp, The Lancet, 1900.

Andresen, Ein fall von Carcinom der Schilddrüse nebst Lymphdrusen Metastasen (Wurtzbourg, 1892).

Armeilla, Le goitre lingual (thèse Lyon, 1900).

Augier, Thyroïdectomie partielle (thèse Lyon, 1892).

Baader, Carcinome primitif de la thyroïde (Corresp. f. Schuveiz, Aerzte, 1881).

Bachmann, Uber das Wachstum des Struma-carcinoms (Centralblatt für Allgemeine Pathologie, 1896).

Baginski, Carcinom der Schildrüse (Berlin. klin. Wochen., 1891).

Ballet, Tumeur cancéreuse du corps thyroïde propagée au larynx (Bull. Soc. anat., Paris, 1878).

Balsamo, Riforma médica, 1892.

BASSINI, Congrès italien de chirurgie, 1889.

BAUROVICZ, Sur les tumeurs thyroïdiennes développées à l'intérieur du larynx et de la trachée (Arch. f. Laryng., 1898).

BAZY, Bull. et Mém. Soc. chirurgie, Paris, 1901.

BÉRARD, Fièvre thyroïdienne après les opérations du goitre (Soc. de méd. de Lyon, décembre 1897).

— Thérapeutique chirurgicale des goitres (th. de Lyon, 1896).

— Société des sciences médicales. — Province médicale, janvier 1900. — Société nationale de médecine, novembre, Province médicale, 1901.

BERGER, Epithéliome du corps thyroïde (France médicale, 1889).

— Congrès de chirurgie, 1897.

— Bull. et Mém. Soc. de chirurgie, Paris, 1901.

BERTRAND, Infantilisme dysthoïdien (thèse Paris, 1902).

BERTRAND, Formes aiguës et formes latentes du cancer thyroïdien (th. Lyon, 1896).

BETHAM-ROBINSON, The Lancet, 1901.

BILLROTH, Uber Scirrhus glandula thyroideæ (Wien. med. Wochen., 1888).

BIRCHER, Sammlung (Klin. Vortrage, Leipsig, 1882).

BISHOP, The Lancet, 1898.

BLIX, Tumeur du médiastin partie de la glande thyroïde, Hygien, 1875 (in Revue de Hayem, t. IX).

BŒCKEL, Sarcome du corps thyroïde (Gazette des hôpitaux, 1884).

— Sarcome du corps thyroïde. Extirpation (Bull. thérap. méd., 1879).

BŒTTICHER, Uber Struma maligna (thèse Wurtzbourg, 1894).

BOILEAU, Goitre cancéreux (Arch. générales de méd., 1835).

BORNHOLDT, Heinrich, Beitrag zur casuistik und chirurgischen Behandlung des Kropfes (thèse Kiel, 1899).

BORMAN, Influence de la thyroïdine sur les échanges azotés (Presse médicale, 1896).

BOUCHER, Bull. Société d'anatomie, 1867.

BOWLBY, The Lancet, London, 1884.

BOYER, De la thyoïdectomie (th. Lyon, 1883).

BRUSE, Uber die Resultate der Kropfextirpation (thèse Halle, 1898).

BRAUN, Berl. klin. Wochen., 1882.

BRISSAUD, Myxœdème thyroïdien et myxœdème para-thyroïdien (Presse médicale, 1898).

BROCA, Traitement des tumeurs du corps thyroïde (Gaz. hebd., 1890).

— Epithéliome et carcinome thyroïdiens (Traité de chir., Duplay et Reclus).

BRUCE-CLARKE, Gommes de la thyroïde (The Lancet, 1899).

BRUNS, Tuberculose du corps thyroïde (Beitrage f. klin. Chir., 1893).

BUFNOIR et MILLIAU, Epithéliome de la thyroïde (Soc. anat., Paris, 1898).

BUSACHI, Cancero a cellule pavimentose della glandula tiroïdea (Gaz. degli Osped., 1891).

CARREL-BILLARD, Le goitre cancéreux (thèse Lyon, 1900).

CARLE, Contributo alla chirurgia del tiroïde, Torino, 1899.

CARRANZA-ENRIQUE, Uber maligne Tumoren der Schildruse und ihre Behandlung (thèse Strasbourg, 1897).

CARRINGTON, Med., Times, décembre, 1886.

CASELLI, Riforma medica, 1889.

CHASSAIGNAC, Bull. Société de chir., t. I, p. 178.

CHEVALIER, Tumeurs linguales solides d'origine thyroïdienne (th. Lille, 1902).

COIGNET, Gazette hebdomad. de méd. et chir., 1893.

CONHEIM, Goitre gélatineux avec métastase (Arch. f. Path. Anat. und Phys., t. LXVIII).

COOKE, British med. journal, 1895.

Cornil, Epithéliome du corps thyroïde (Archives de Physiologie, 1872).

Cornil et Ranvier, Manuel d'histologie pathologique, t. III.

Coulon, Sur le cancer du corps thyroïde (thèse Paris, 1883).

Cramer, Beitrag zur Kenntnis der Struma maligna (Arch. f. klin. Chirurg., 1887).

Delbet, Sur les tumeurs fibreuses du cou (Bull. et Mém. Soc. chir., 1901).

Delore X, Fibrome du corps thyroïde (Revue de chir., 1903). — Province médicale, 1902.

Demme, Corresp. für Schweizer Aerzte, 1881.

Dreyer-Dufer, Bull. Société d'anatomie, Paris 1893.

Dubœ, Contribution à l'étude de l'évolution clinique du goitre malin (thèse Bordeaux, 1897).

Davis, Boston medical and surgical Journal, décembre 1900.

Daniell, Harveian Society of London (The Lancet, 1902).

Du Cazal, Bull. Soc. Anthropologie, Paris, 1896.

Du Clot, Enucléation massive des goitres. Opération d'A. Poncet (thèse Lyon, 1901).

Eberth, Zur Kenntnis des Epithelioms der Schildrüse (Wirch. Arch., 55).

Eiselsberg, Berliner klinische Wochen., 1894.

Erlanger, Tumeurs du corps thyroïde (thèse Wurtzbourg, 1897).

Ewald, Wien. klin. Wochen., 1896 (Presse médicale, 25 avril 1896).

Ferrari, Contribution à l'étude des glandules parathyoïdiennes (thèse Genève, 1897).

Feurer, Paradoxe Struma metastase (Centralbl., f. Chir., 1891).

Firbas, Maladie du corps thyroïde chez l'enfant (Jahr. f. Kin. XLI).

Firth Lary, Sarcome primitf du corps thyroïde (An. Gouguenheim, 1899).

FRANKEL, Deut. Med. Wochen., 1887 (Wirchows Arch. Bd. LIV, Prag. Med. Wochen., 1897).

FRANCK et GUNTERMANN, Médecine, janvier 1897.

FURER KARL, Einige Fœlle von metastasierenclen Schilddrüsen geschwulsten (thèse Kiel, 1889).

GAUTHIER, Fonctions du corps thyroïde (Revue de médecine, 1900).

GAUTIER, Arsenic et corps thyroïde (Académie de médecine, décembre 1899).

GATTI, Revue de chirurgie, 1895.

GAYET, Cancer du corps thyroïde (Arch. prov. de chirurgie, 1895).

GERNEL, Métastase goitreuse (Arch. f. path. Anat. und Phys., t. XLVI).

GIRAUDEAU, Revue de médecine, 1884.

GLUZINSKI et LEMBERGER, Central f. innere Med., 1897.

GŒBEL, Deutsche Zeit. f. Chir., Bd. XLVII.

GŒHTZ (Paul), Ein Fall von Struma maligna (thèse de Greifswald, 1890).

GAUBRIC, Bull. Société d'anatomie, 1841.

GOSSELIN, Bull. Société de chirurgie, 1861.

GRANT, Tumeur maligne du corps thyroïde (London, lar. Soc., 1896).

GRUIÉ, Formes médicales du cancer thyroïdien (thèse Lyon, 1899).

GULLIVER, Malignant disease of thyroid. (Brit. med. Journal, 1886).

HABERSOHN, Carcinome du corps thyroïde (Transact. of. Path. Soc., 1845).

HARMER, Métastase goitreuse dans le nez (Wien. klin. Woch., 1899).

HAYEM, Société médicale des Hôpitaux, décembre 1887, juillet 1888.

HEIMANN, Arch. f. klin. Chir., 1898.

HEINLEIN, Münch. med., Woch., 1897.

HELBIG, Gazette hebdomad. méd. et chir., 1901.

HELLENDAHL, Société de médecine interne, février 1899.

HENSELL, Uber metastasirende Strumen (Beitr. f. klin. Chir., XXIV).

HESSE, Struma maligna in venas progrediens (Diss. Wurtzbourg, 1895).

HOCHGESAND, Die Kropfoperationen (Beit. J. klin. Chir., Bd. VII).

HOFMANN, Vier Falle von Struma metastasen in Knochen(Wien. klin. Woch., 1897).

HOFMEISTER, Goitre aberrant du sein gauche (Beitrage f. klin. Chir., XX).

HINTERSTOISSER, Beitrage zur Lehre von Schilddrüsenkreb (Central. f. Chir., 1893).

HOLMES, Traité de chirurgie, 1875.

IVANOFF, Compression et oblitération de la veine cave inférieure dans le goitre cancéreux (thèse Lyon, 1901).

JABOULAY, Goitre malin et exothyropexie (Lyon médic., 1896).

JEANDELIZE, Insuffisance thyroïdienne et parathyroïdienne (th. Nancy, 1901).

JŒGER, Uber Strumametastasen (thèse Zurich, 1897).

JAUPITRE, Tumeurs du corps thyroïde (thèse Paris, 1876).

JAYLE, Sarcome de la thyroïde (Bull. Société anatom., Paris, 1893).

KAUFMANN, Struma maligna (thèse 1879).

— Goitre rétro-pharyngo-œsophagien (Deutsche Zeitschr. f. Chir., 1883).

KOCH, Annales des maladies de l'oreille, du larynx et du nez, 1885.

KOCHER, 1000 Kropfoperationen (Corresp. f. Schweitzer Aerzte, 1895).

— Ein neue serie 600 Kropf. (id., 1898).

KOHLER, Myxœdem auf seltener Basis (Berl. klin. Woch., n° 41).

KOPP, Remarques sur 200 opérations de goitre (thèse Lausanne, 1897).

KRISHABER, Annales des maladies de l'oreille et du larynx, 1882.

KUMMER, Sarco-œdénome de la thyroïde (Revue médicale de la Suisse romande, 1898).

LABBÉ, Tumeur du corps thyroïde (Bull. Soc. Anat. Paris, 1895).

LEBERT, Krankeiten der Schilddrüsen, Breslau, 1862.

LEBOVICZ, Extirpation de goitres (Gazette hebdomad., 1882).

LE DENTU et DELBET, Traité de chirurgie, t. VI.

LE FUR, Epithéliome du corps thyroïde (Soc. anat. Paris, 1898).

LEMOINE, Etude sur les tumeurs de la trachée (thèse Paris, 1900).

LENORMAND, Traitement du goitre par les injections de teinture d'iode (thèse Paris, 1901).

LETULLE et MESLAY, Cancer latent du thyroïde (Bull. Société anatomique, 1894).

LIMACHER, Virch. Arch., 1897.

LUCKE, Les affections du corps thyroïde, Stuttgart, 1876.

MACKENZIE, Sarcome du corps thyroïde (Medical Times and. Gaz., vol. II).

MAGNUS LEVY, Zeitzchrift. f. klin. Med., 1897, vol. XXXIII, p. 269).

MAISONNEUVE, Du cancer ligneux de la glande thyroïde (thèse Lyon, 1902).

MAKINS, Clinic. Soc. of. Lond. (Medical Press, 1896).

MALLIÉ, Thèse Toulouse, 1900.

MARCHAND, Société de chirurgie, Paris, 1884.

MARCHANT, Berliner klinische Wochen, 1894.

MATHIEU, Cancer du corps thyroïde, cœur, poumon (Progrès médical, 1882).

MAYET, Archives générales de médecine, 1900.

MAYOR, Bull. Soc. anat., 1881.

MERMET et LACOUR, Bull. Soc. anat., Paris, 1896.

METZNER, Uber einen Fall von Struma mit multiplen Knochen metastasen (thèse de Marbourg, 1894).

MEYER, Uber das maligne Adenom der Schilddrüse (Arch. f. Laryng., 1896).

MIDDLEDORPF, Arch. f. klin. Chir., 1894.

MOORE, The Lancet, 1886.

MORRIS, The Lancet, 1894.

MULLER, Jenaische Zeitschrift für Medecin und Naturvissensch, 1871.

NASMITH, Scott med. Journal, 1887.

NORRIS WOLFENDEN, Journal of Laryng., 1890.

ORCEL, Contribution à l'étude du cancer du corps thyroïde (thèse Lyon, 1899. — Province médicale, 1889).

OURMANOFF, Des fibromes du corps thyroïde (th. Lyon, 1902).

PARMENTIER, Bulletin Soc. anat. Paris, 1889.

PAYNE, Cancer du corps thyroïde (Britisch med. Journal, 1870).

PFEIFFER, Tumeur du corps thyroïde (thèse Wurtzbourg, 1897).

PAUL, Brit. med. Journal, 3 juillet 1897.

PESME, De l'extirpation du goitre (th. Strasbourg, 1868).

PÉAN, Cliniques chirurgicales, 1890.

PEYROT, Cancer du corps thyroïde (Soc. chir., Paris, t. XI).

PIC, Lyon médical, 1888.

PILLET, Bulletin Soc. anat., 1891.

POLLOSSON, Goitre et cancer œsophagien (Province médicale, 1889).

PONCET, Discussion sur la thyroïdectomie dans le cancer du corps thyroïde (Soc. nat. de méd., Lyon méd., 1887).

PONCET, Des larges incisions cirrumthyroïdiennes dans le cancer du corps thyroïde (Congrès de chirurgie, 1889).

— Cancer de la thyroïde (Gazette hebdomadaire, 1893).

— Discussion sur le goitre cancéreux et la dégénérescence fibreuse du corps thyroïde (Bull. et Mém. Soc. chir., Paris, 1901).

PONCET et RIVIÈRE, Cancer thyroïdien (Congrès de chirurgie, 1899).

PORTE, Cancer du corps thyroïde (Lyon médical, 1891).

RABE, Sarcome du corps thyroïde (Bull. Soc. anat., Paris, 1897).

REVERDIN, Revue médicale de la Suisse romande, 1887 et 1897.

ROLLET, Note sur deux cas de cancer du corps thyroïde à forme suraiguë (Gaz. méd. de Paris, 1888).

ROSE, Arch. f. klin. Chir., vol. XXIII.

ROUX, Remarques sur 115 opérations de goitre (Centralbl. für Chir., 1891).

— Revue médicale de la Suisse romande, 1895.

RUNGE, Arch. f. path. Anat., t. LXVI.

SALIGNER, Thèse de Paris, 1876.

SARGNON, Tubage et trachéotomie (thèse Lyon, 1899).

SCHEIMANN, Carcinome de la thyroïde (Deut. med. Wochen., 1890).

SCHILLER, Beitrage klin. Chir., 1899.

SCHLAPFER, Total extirpation eines Struma sarcomatosa (Corresp. f. Schweitzer Aerzte, 1881).

SEMON, Transact. of the path. Soc. of London, 1882.

SERENIN, Jahresbericht Chi., 1896.

SHATTOCK, Transact of the path. Soc. of. London, 1888.

SIEVENKINK, Dégénérescence sarcomateuse de la glande thyroïde avec sarcomatose généralisée (Centralb. f. inner. med., 1894).

SMITH, Cancer de la thyroïde (Brit. med. Journal, 1890).

SOLIS COHEN, Sarcoma of the thyroid gland (New-York med. journal, 1889).

TAILHEFER, Affection cancériforme de la thyroïde (Revue de chir., 1898).

— Bull. et Mém. Soc. anat. Paris, 1901.

TANSINI SGINIO, Sulla metodica estirpazione del gozzo (Giornal del R. Acad. di Torino, 1880).

TILLAUX, Société de chirurgie, 1881.

THORBURN, Sarcoma of the thyroid gland (The Lancet, 1898).

TIFFANY AND LANIER, Annals of Surgery, 1897.

TURNER, British med. Journal, 1890.

USIGLIO, Sui tumori della tiroïde, Trieste, 1895.

VALLERIAN, Bull. Soc. anat., 1874.

VEAU, Revue chirurg., 1900.

WOLFLER, Traitement chirurgical du goitre (Arch. f. klin. Chir., 1879 et 1883).

WURHMANN, Die Struma intrathoracica (Deutsche Zeit. f. Chir., 1898, vol. LIII).

ZAHN, Deutsch. Zeit. f. Chir., XXIII.

TABLE DES MATIÈRES

Lyon. — Imprimerie A. REY, 4, rue Gentil. — 34416

www.ingramcontent.com/pod-product-compliance
Ingram Content Group UK Ltd.
Pitfield, Milton Keynes, MK11 3LW, UK
UKHW020312220726
13923UKWH00003B/1108

9 782019 238094